こんな気持ちになったことはありませんか？

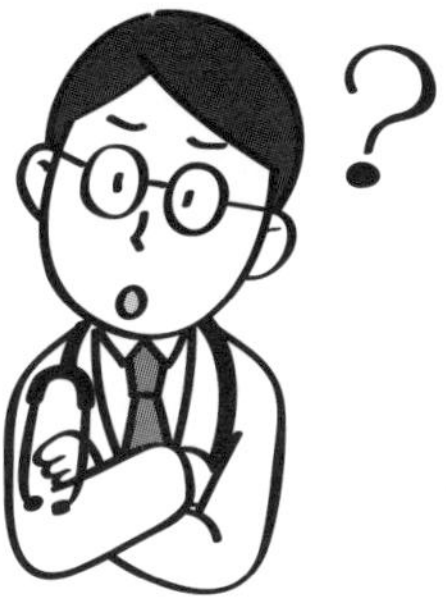

どうして自分は
こんな病気にかかってしまったの。
そこまで不摂生は
していなかったのに。

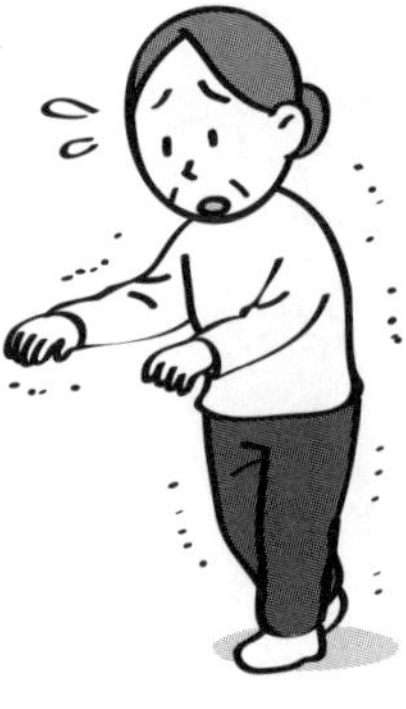

からだの痛み、症状……
ほんとうに苦しいのに
医者も看護師も
誰もわかってくれない。

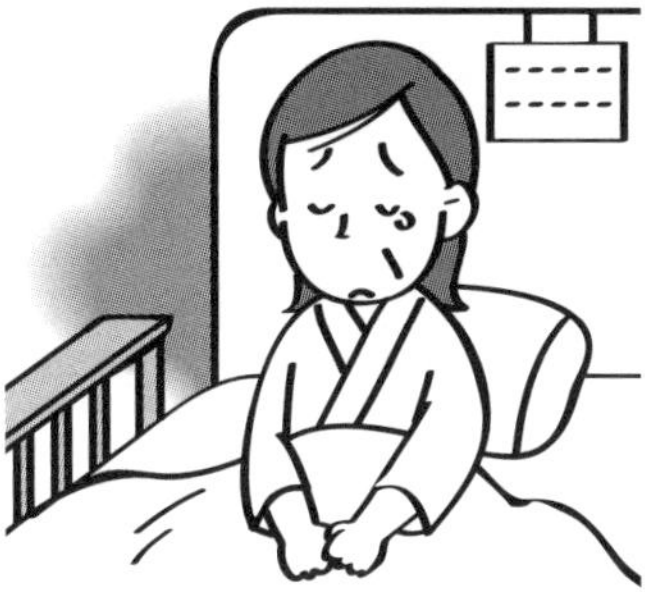

まだまだ若い！
年齢だけで
年寄扱いされるのは
イヤだなぁ……。

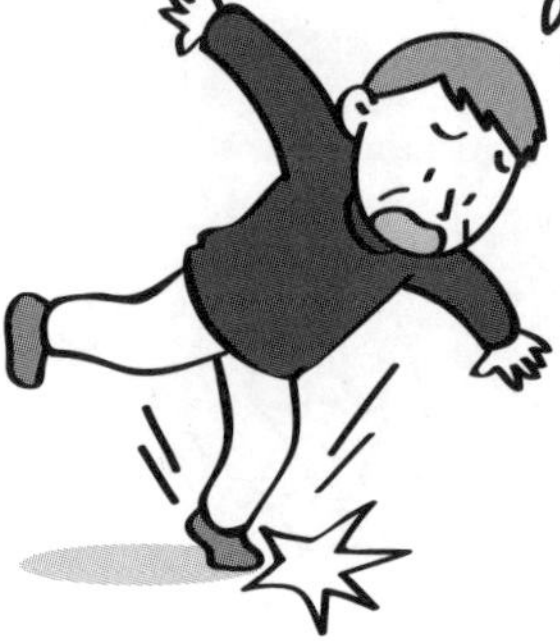

あれもこれもダメだしばかり。
生活が制限されて、
牢屋にいるみたいに不自由。

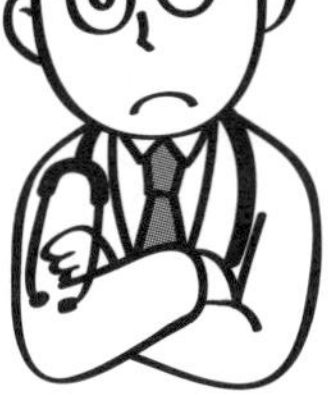

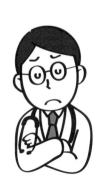

少し動かしにくいだけなのに
医者からはこの先もずっと
治療が必要だと言われる。

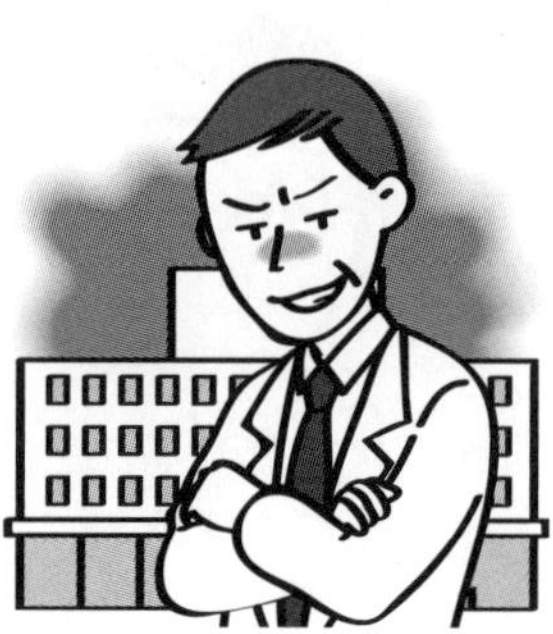

不摂生だって？
いやいや元気だし
運動や地道な治療なんて
無理無理無理。

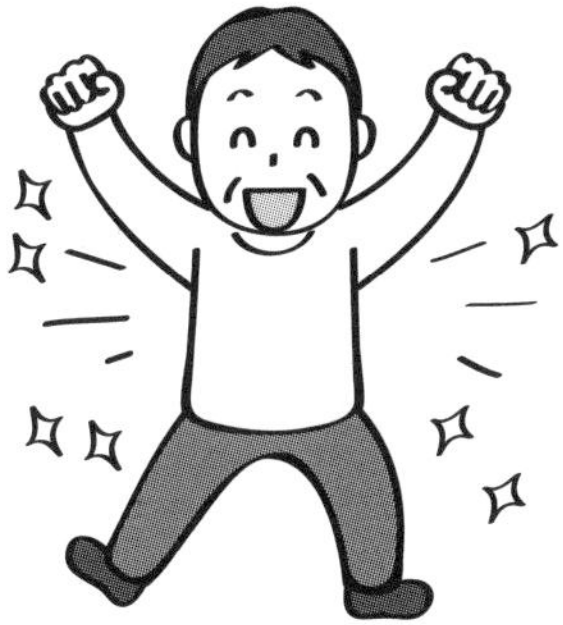

健康法を試しても、
結局なるようにしかならなかった。
この先も
大して変わらないだろう。

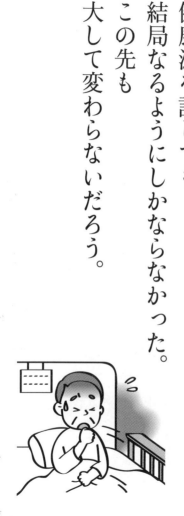

医者は「痛みや症状と
うまく付き合っていこう」
というけれど、
一生不便な生き方をしろってこと?

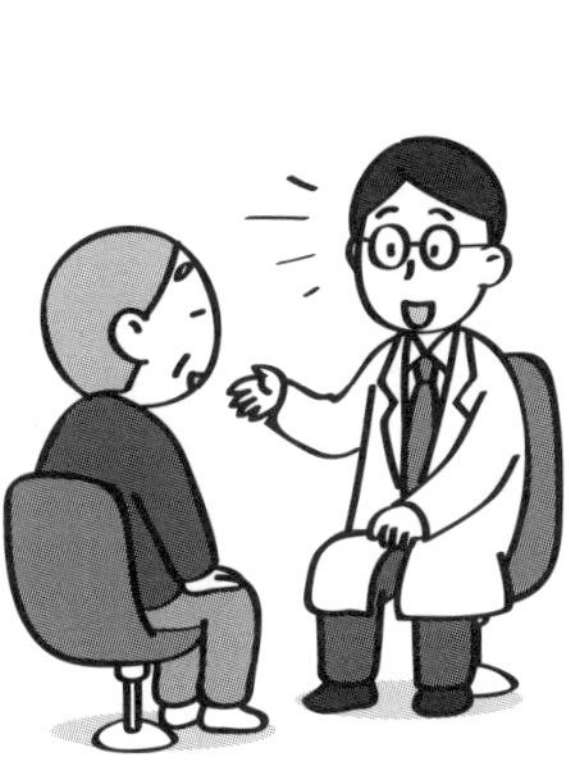

はじめに　治療に納得……なわけではない

「この痛みさえなくなるならば！」

意気込んで治療をがんばるものの、途中であきらめてしまう……。

「患部が（経年劣化で）弱ってきている。物理的な負荷をかけないように」

医者からこう言われたら、誰でも慎重になり、からだを労わります。それなのに「運動は必要です」と症状別の体操指導が入る。

「えっ？　どの範囲までやって大丈夫なの？」

「痛いときは無理せず……。10段階に分けて痛みが4以下だったら運動しましょう」

素人には加減がわからないし、いちいち判断するのも面倒で続かない。そのうち痛みがなくなるのが目的なのに、「痛みとうまく付き合っていきましょう」なんて言われて、後ろ向きな気分になってしまう……。

わたしもかつてはこうした患者の一人でした。治療に挫折しては痛みでまた別の方法を求める。散々悩んで痛みと付き合いながら、快復する人には、ひとつの共通点があることを知りました。それが「姿勢」です。

背筋が伸びると脊椎《せきつい》の中にある神経線維を通る神経伝達物質が滞りなく流れます。脊椎の運動神経と脳の運動野との連携パスがうまくいき、運動効果が高くなります。壁に沿って立つだけで簡単に姿勢がよくなり、症状が回復しました。

それからは壁立ちの指導を整形外科の外来患者さんにおこない、2か月に一度のアンケート調査の結果、姿勢をよくした人たちは、からだの変化に加えて、気持ちまで明るく改善していることがわかりました。

姿勢がよくなると、見た目まで若返ります。二重あごにならず、横顔がすっきりとします。胸筋が伸びることにより僧帽筋《そうぼうきん》や広頚筋《こうけいきん》との関連や血流やリンパの流れがよくなるということもありますが、顔のフェイスラインにたるみがなくなるので見た目の印象として10歳くらい若く見られます。

見た目が若い人は骨量も多く、骨粗しょう症の予防になることは当院で調査をし、研究データを発表しています。

今さら姿勢の話⁉

「壁立ち」は医療現場で検証してきた信頼性の高いものです。寝る前に1分、誰にでも簡単にできて特別な道具もいりません。ただ壁があればいいだけです。普段運動をする習慣がない人、杖や歩行器、シルバーカーなど補助具が必要な人にも無理なくできます。
「寝たきりを防ぎたければ、よい姿勢を保ちなさい」
「普段の立ち姿、歩き姿で疲れなくなる」
「姿勢が変わると、たちまち痛みが消える」

巷には、姿勢をよくする健康法が溢れています。いつまでも元気で動けるようになるために、姿勢がいかに重要かは皆さんご存知ですね。

同じ姿勢で長時間過ごすと、伸びをしたくなります。これは筋肉に負担がかかってからだがこわばるからです。

重力によって私たちには立っているだけでも、筋肉に負荷がかかっています。首にかけたペンダントが指し示す方向は、地球の中心。私たちのからだも同じように、地球の中心に向かって目には見えない力で引っ張られ、そのうえ地球の自転による遠心力が加わっています。

そのなかで重心を保つことで、私たちは自由に立ち、からだを動かすことができています。重心とは、重力が一点に集中して働く作用点のことです。からだの重心は、おへそより3センチ下、5センチ奥、丹田と呼ばれる場所にあります。


医学的に言うと、第2仙椎《せんつい》あたりです。よい姿勢とは静止姿勢において力学的にも生理学的にも安定しており、頭部、体幹の重心線が両足の中心にある状態で、「骨だけで立てている」状態です。この姿勢だと筋肉や腱に余計な負荷がかかりません。これが正しい姿勢です。重心がバランスよく保たれていると言えます。

次の写真は当院の患者さんです。壁立ち前は自然に立っていてもからだが後ろに傾いています。さまざまな健康法を試されてきたものの、痛みは消え

壁立ちbefore

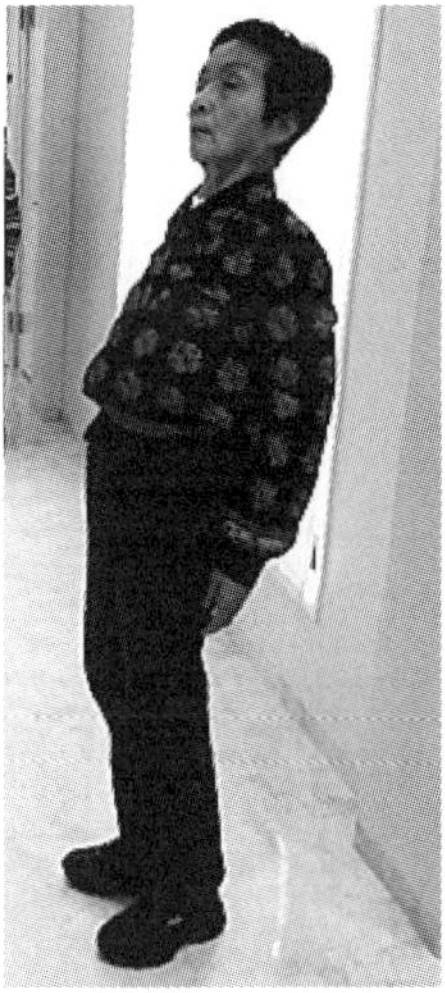

力学的なバランスが悪い姿勢は、筋肉・骨に負担がかかり、痛みは消えない。

壁立ちafter

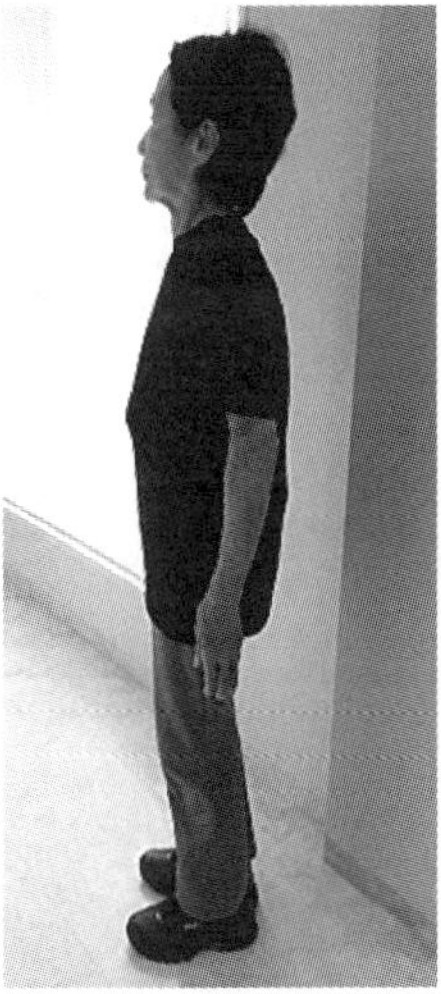

姿勢がよくなると神経伝達、骨代謝、筋力維持、内臓機能の調整までよくなる。

ないままだと不安を抱いていました。

それが2週間、寝る前1分の壁立ちを続けるだけで、たちまち正しい姿勢を取り戻したのです。

体幹って聞いたことがあると思います。体幹は、脊柱、胸郭《きょうかく》、骨盤から構成されています。壁立ちは体幹を整えるのです。すると、からだの重心は地面に垂直にかかり、からだの余分な部位に荷重がなくなります。生物学的なストレスを減らせるのです。

悪い姿勢は重力を受け流すことができず、骨と筋肉の血行不良が起こり、細胞への栄養素供給や細胞からの毒素の排泄がうまく作用しなくなります。

姿勢が悪いと腰や背中が曲がって老けこんだように見えるものですが、それだけではなく、いつのまにか白髪が増えたり、くすみ、たるみ、皮膚の乾燥といった肌の不調や消化不良、風邪を引きやすくなる（免疫力の低下）といったことにもつながってしまうのです。なぜなら、細胞成分がそれぞれの役割を果たせていないからです。

私たちのからだはつねに骨、関節、筋肉、神経（脊髄《せきずい》、末梢）など、全身の運動に関わる器官と組織が互いに連携し、細胞間の物質交換や情報交換をおこなっています。姿勢をよくするだけで、この流れを活性化させて老化を退け、病気を遠ざけることができます。

これは、からだに本来備わっている自己回復力そのものです。

からだはよくなるスイッチを押すとドミノのように次々と連携して、自己回復力を発揮していきます。壁立ちは、からだの自動修復機能を最大限に高める力学的なアプローチなのです。

壁立ちで起こった驚きの変化

「OA体操（変形性膝関節症向け体操）なしでも痛みがなくなった」

「悩まされていた椎間板ヘルニアが手術なしで完治した」
「2週間で杖なしで歩けるようになった」

壁立ちでさまざまな変化が起こっています。
人間のからだではホルモンや神経伝達物質がバランス調整をおこない、免疫機構が働いています。だから、姿勢を整えると、普段の生活動作がこの仕組みを促進させる運動になり、OA体操をしなくても痛みはなくなったり、軽減します。

当院には、膝や背中に痛みがあり、外出に杖や歩行器など補助具が必要だった人たちも多くいらっしゃいました。2週間ほど自宅で寝る前の壁立ちを実践してもらうだけで、「補助具で2時間歩けた」とか「休憩せずに30分歩ける」といった変化を実感してもらえました。

院内では60代から90代の患者さんたちが中心になって、ウォーキングショーも企画されています。歩行器や杖を手放した人たちは、目を輝かせて半年後のショーにモデルとして歩いてみたいと意気込まれています。

自分の健康を自分で管理できる人たちは、いくつになっても自分の価値と可能性にチャレンジする人生を選んでいきます。

天寿を全うするその日まで健康で積極的な社会参加がしていきたい。しかし、痛みと向き合えばいいのか、からだを労わればいいのか。自分の方向性が見えない……。

これは症状を抱えている人だけではなく、医者から生活の改善を指摘された方なら、少なからず経験のあることではないでしょうか。

痛みと戦っていた人たちが、明るさと意欲、見た目も含めて若さを取り戻し、人生100年時代を生き抜く新しい地図が「壁立ち」です。身近な大事な人と、仲間と、共に歩ける喜びを生涯味わいましょう。

第1章 健康新常識！ 実証された「壁立ち」驚きの効果

第2章　なぜ壁立ちで一生歩けるのか？

第3章

夜寝る前の1分壁立ちエクササイズ

第4章
壁立ちで症状をたちまち根治した人たち

第5章

からだを若返らせる秘訣は「寝る前の1分間」

第6章 怪我・病気予防の鍵は日常生活の健康姿勢

第 1 章

健康新常識！
実証された
「壁立ち」
驚きの効果

多くの人は病院での治療をあきらめている⁉

◎病院で「痛いときは安静にして」と言われたので、無理しないようにしていたら「筋肉が萎縮し、可動域が狭まって悪化した」と注意を受けた。
◎「運動をしなさい！」と指導されて、リハビリテーションの先生に運動の方法を教わったり、健康に関する本や雑誌に目を通して取り組んでみるものの、一向に結果が出ない……。

こうした思いで日常生活に不安と不満を抱えながら、過ごしている人がた

有訴者率と通院率の比較

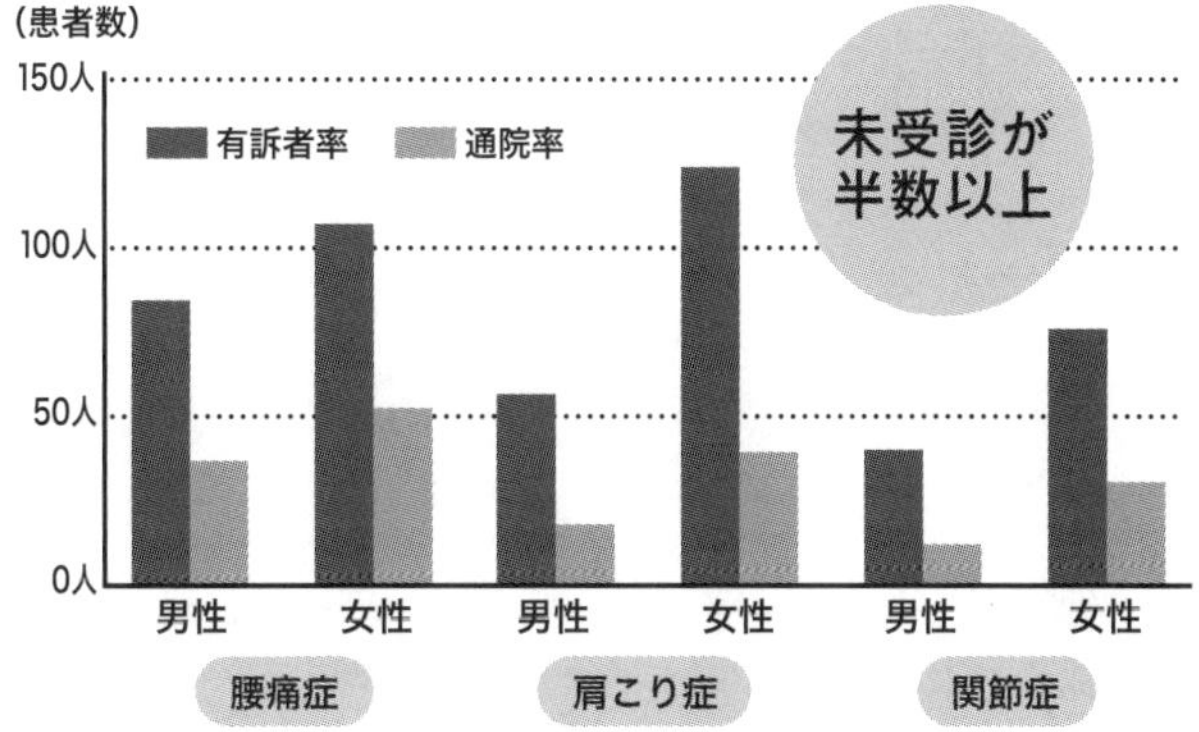

くさんおられると思います。

厚生労働省によると、腰痛や肩こり、関節症を発症している人の半数以上の高齢者（65歳以上）は病院に行かない、もしくは病院での治療を途中であきらめています。

なぜ不健康なのに病院から足が遠のいてしまうのでしょうか？

それは治療方法に納得していないからです。

長い距離を続けて歩けない。

階段を下りるときに、ふらつきや膝の痛みがある。

衰えを自覚し、徐々にからだを動かせなくなってくると、頭に不安がよぎります。

「こんなからだでほんとうに100歳まで生きられるの？」

人生100年時代と言われるなかでも、私たちはたんに長く生きたいわけではありません。見上げた空が青いままに、70歳になっても80歳になっても食べたいものを食べられて、行きたいところへ行ける。活動の輪が広がり、仲間や家族といつまでも笑って過ごしたいのです。

生産年齢人口が総人口の6割を切り、政府も「定年70歳」の環境整備に本腰を入れています。長寿の恵みを受けて70代まで働くことが当たり前になりつつある今、働くことも「思いどおりに歩けるからだ」の存在があってこそ

平均寿命と健康寿命の差

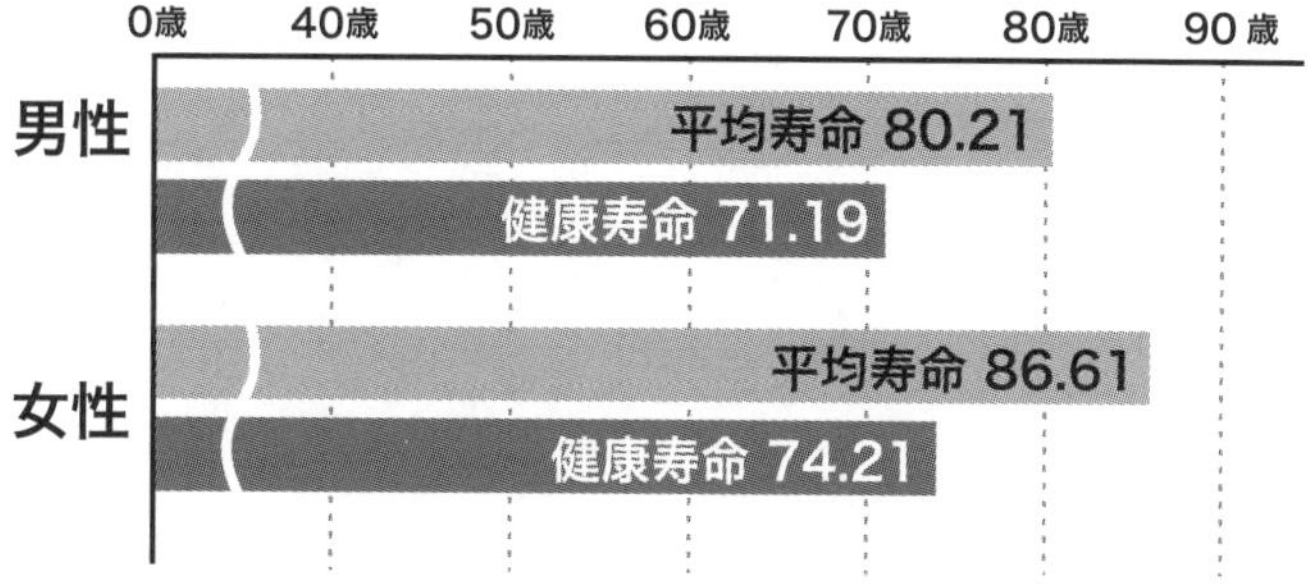

＊平均寿命：厚生労働省「平成25年簡易生命表」
＊健康寿命：厚生労働省「平成25年簡易生命表」、「人口動態表」、「国民生活基礎調査」 総務省「平成25年推計人口」 より算出

成り立ちます。

平均寿命と健康寿命の差を知っていますか？

私たちの「平均寿命」（生まれて死ぬまでの生きる時間）は延び続ける一方、残念ながら「健康寿命」（健康面に問題なく日常生活を送れる時間）との間には隔たりがあります。一生涯で男性は約9年間、女性では約13年間、支援や介助が必要な期間があるという

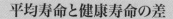

ことです。
男女平均で約11年間（4000日）。ベッドの上で暮らすにはとても長い日数です。

「ジムには通っているけれど、からだが痛いしこわばる、足もつる」
「朝起きたらからだが動かしづらく、家の階段が怖くて下りられない」

とくに病気を患っていなくても何もしなければ身体能力は低下します。ストレスに弱い状態で、合併症のリスクも上がります。たとえば健康な人は風邪を引いても倦怠感、食欲減退、体温の上昇などの自覚症状が出ても数日すると治ります。ところが、身体能力が低下すると風邪をこじらせて肺炎を起こす。それらを契機として入院や寝たきりになってしまうこともあるのです。急激な環境の変化に対応できずに、自分の感情をコントロールできなくなる人もいます。すると、認知機能が低下したように医者や家族から見られてしまう。どんどん不健康なサイクルに陥ってしまうのです。

痛みには種類がある

天寿を全うするその日まで健康で積極的な社会参加をしていきたい。しかし、痛みと向き合えばいいのか、あるいはからだを労わればいいのか。自分の方向性が見えない……。これは疾患を抱えている方々だけではなく、医者から生活の改善を指摘された方なら、少なからず経験のあることではないでしょうか。

そもそも痛み（ペイン）は主観的なもので、ほかの人と比較できません。

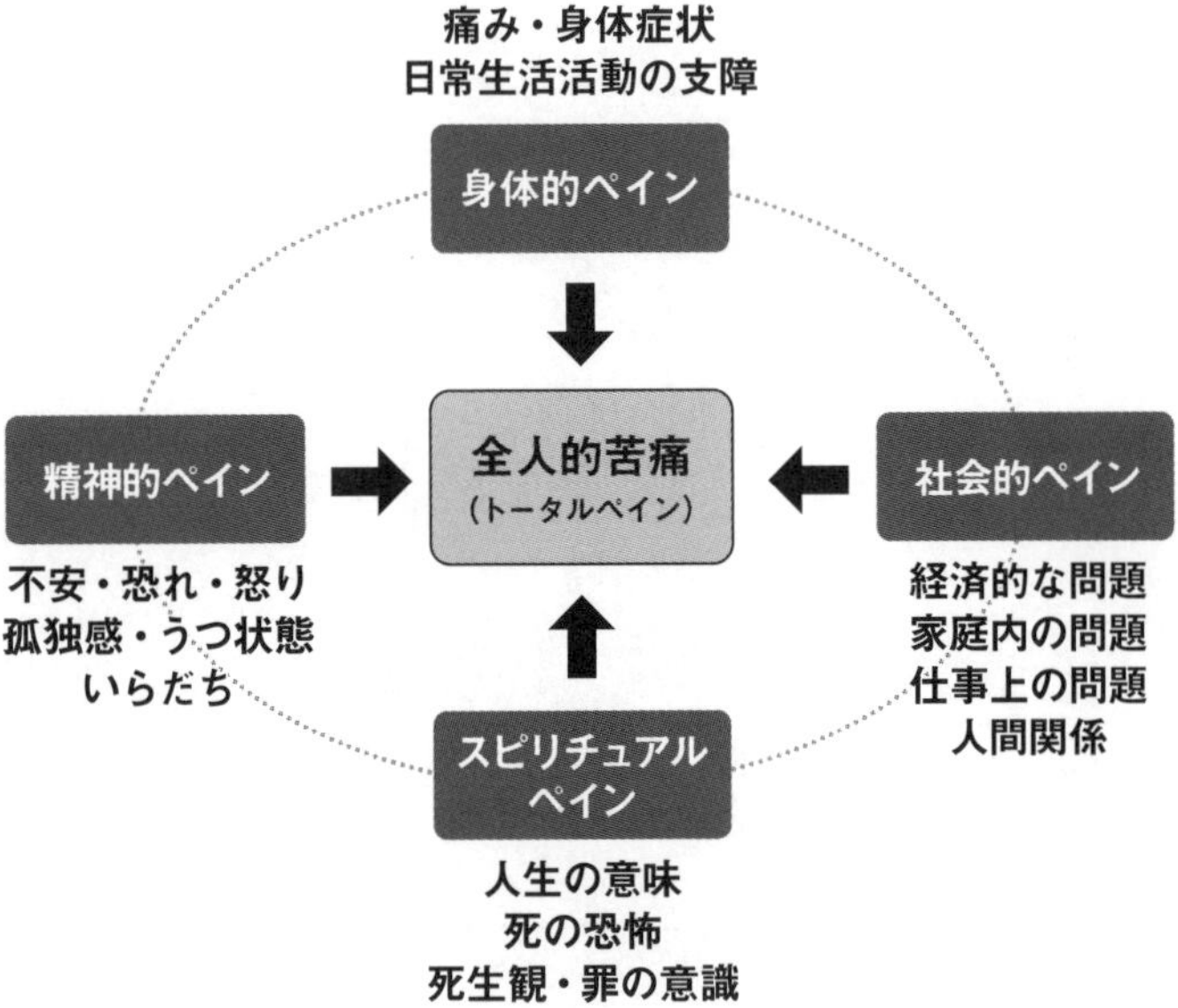

しかも、からだだけではなく社会生活や人間関係にも関連します。

痛みというと身体的なペインだけを考えがちですが、単なるからだの健康問題だけでは済まされない重大な人生の痛みになるおそれがあります。

それは、社会生活、精神世界、さらには、哲学的、倫理的な面にまでおよびます。ペインはそれぞれが互いに深く関わり合い、織り交ざって、人生に現れます。

もし、こうしたペインを生んだ原因がからだの歪みだったとしたら？　正しい姿勢を取り戻すだけで解消されるのです。

今はたんにからだの痛みだけかもしれませんが、感じている小さな痛みを治すことは人生そのものを変えることにつながります。

実際、当院では、60歳〜90歳までの患者さんたちが、２か月ほどで健康増進を自覚され、６か月ほどで心理面や精神面での前向きな向上を確認されています。高齢患者さん特有の初期うつ症状をも改善させ、歩ける姿を他者に示し、自分で自分の価値を認められるように意識も変化しました。これはトータルペインの解決のひとつであると思います。

要介護の入り口は運動器障害

２０２０年オリンピック開催時には日本の総人口の３割が65歳以上になると言われています。２０１６年時点でも27・７％。国民の４人に１人が65歳以上という『老年人口割合』は世界トップですが、今後ますます高齢化は進んでいきます。外国人観光客は、自国よりも一足早い高齢化の波を東京オリンピックで体験することになるかもしれませんね。

その高齢者の健康を支え、世界一の長寿国になれたのは国民皆保険制度があったからです。

国民総医療費の４割強は75歳以上の高齢者に使われていて、40兆円を超え

要支援・要介護の原因

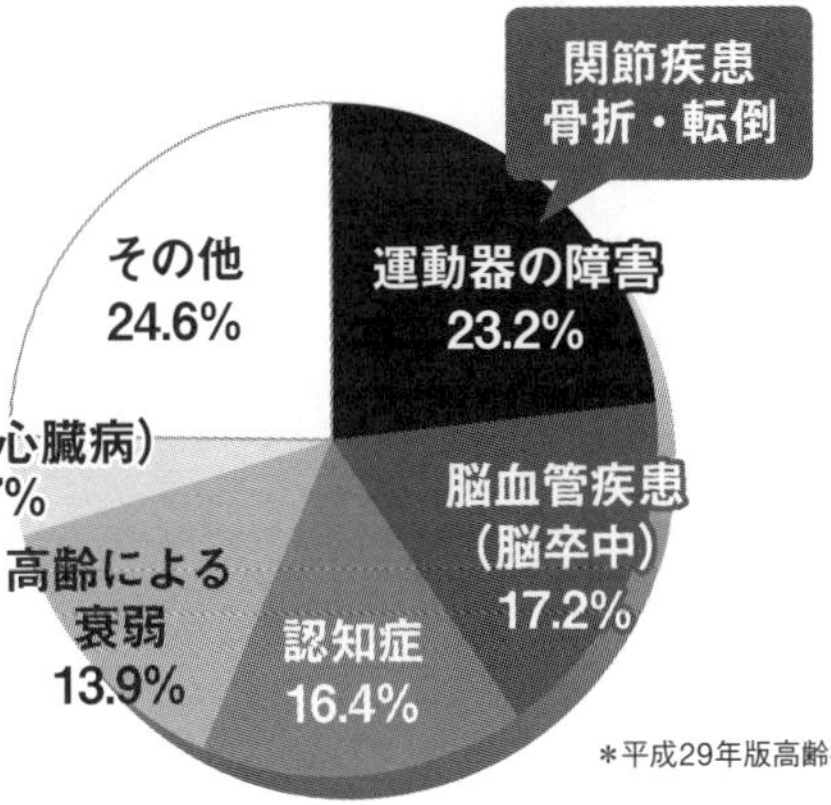

＊平成29年版高齢社会白書（内閣府）

る医療介護費は、東南アジア諸国の小さな国の国家予算にも匹敵する規模です。日本にとって緊急課題と言えます。

この状況は国民一人ひとりの努力で乗り越えることができ、世界のロールモデルになれるはずだとわたしは思っています。なぜなら要支援・要介護の原因は、「運動器の障害」がもっとも多いからです。

関節が痛くて動けないからだになる関節疾患（11％）、骨折転倒（12・2％）となっており、痛みでからだを動かせない。足腰の筋力が落ち、関節の可動域が減少してさらに動かせなくなるという悪循環に陥っていることがデータからわかります。さらに高齢による衰弱も運動器の障害を克服すればかなりの改善が見込まれます。

からだが動かせなくなると、趣味や買い物や旅行と楽しんでいたことができなくなり、家に引きこもりがちになり、生活の楽しみも減っていきます。人生の質に陰りが出ると、先に述べたとおり、家庭内や社会での人間関係も苦痛になってしまいます。

「年をとっても、子どもに迷惑はかけたくない」

こういった思いは、私たちの親世代ももっていますし、何世代にも渡って共通してきた価値観です。そのためには、自分のために、家族のために、国のために、世界のために自分で歩くことが欠かせません。そのためのキーワードが「骨」です。

１００歳まで歩ける鍵は「骨」

「自分の足で歩くためのトレーニング」と言われたとき、スクワットなどの筋力トレーニングを思い浮かべる人もいます。

もちろん、筋力は重要です。しかし、歩くとき私たちのからだの土台となっているものは「骨」です。骨を鍛える重要性について詳しくは第2章で説明しますが、骨が弱ることでその上についている筋肉も弱り、「フレイル(Frail)」といった前病症状が起こります。これはストレスに弱くなり、生活機能全体が衰えてしまう「虚弱」や「老衰」といった意味です。次の5項目のうち、3項目以上該当するとフレイル、2項目だけの場合には前段階であるプレフレイルと判断します。

フレイル進行度のセルフチェック

☑体重減少：意図しない年間4・5キログラムまたは5％以上の体重減少
☑疲れやすい：何をするのも面倒だと週に3〜4日以上感じる
☑歩行速度の低下
☑握力の低下
☑身体活動量の低下

チェック項目にあるとおり、体重減少や筋力低下などの身体的な変化だけでなく、疲れやすいなどの気力の低下も含まれます。

フレイルの状態になると、合併症リスクが上がり、ストレスに弱い状態にもなります。

まだ移動する力はあるものの、痛みがあるので歩かない、からだを動かさ

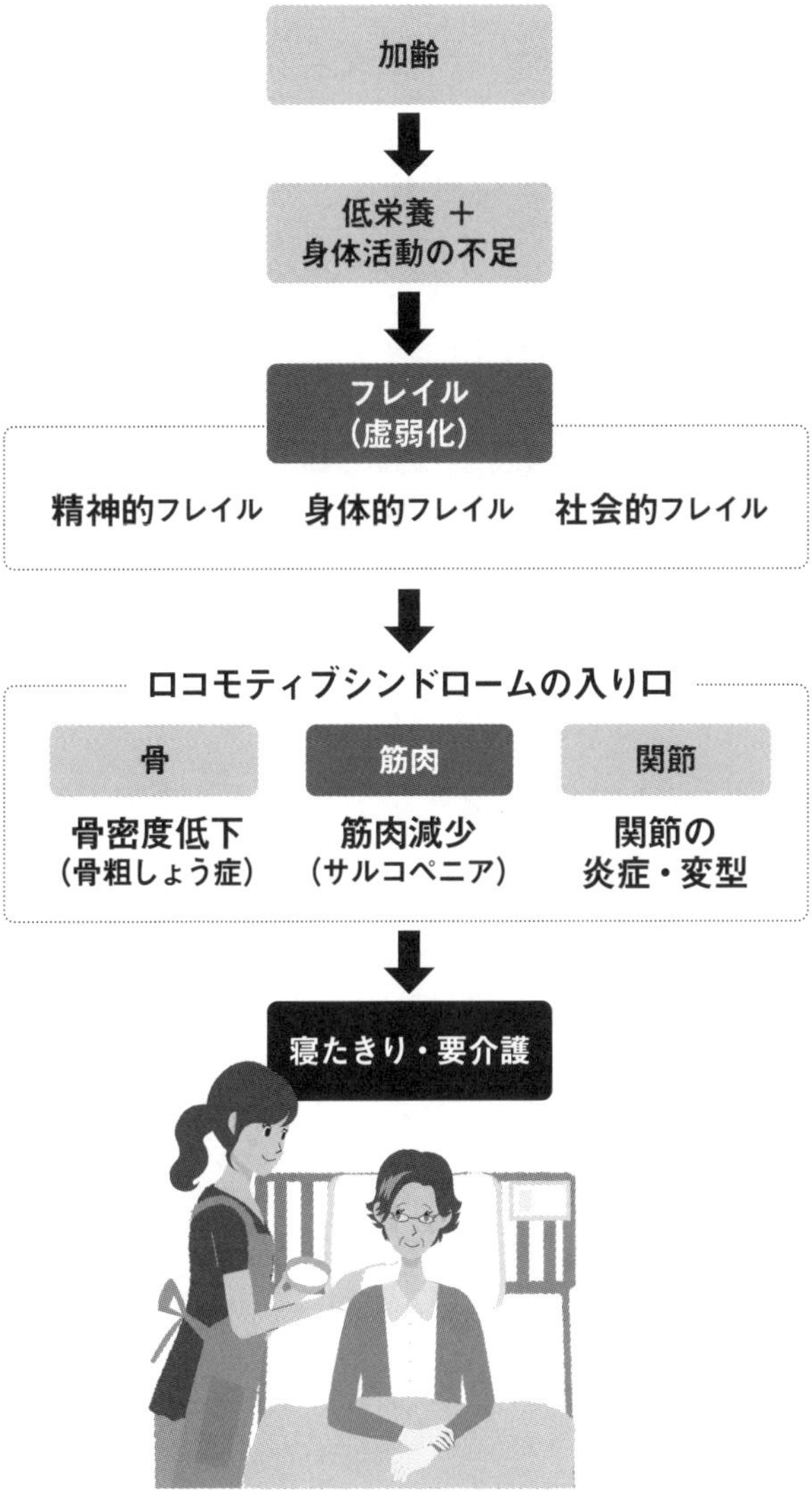
加齢
低栄養 ＋
身体活動の不足
フレイル
（虚弱化）
精神的フレイル
身体的フレイル
社会的フレイル
ロコモティブシンドロームの入り口
骨
筋肉
関節
骨密度低下
（骨粗しょう症）
筋肉減少
（サルコペニア）
関節の
炎症・変型
寝たきり・要介護

ないといった生活を続けると、筋量・筋力は低下し、「サルコペニア」という状態に陥ります。

からだはこうしてゆっくりゆっくりと筋肉量や骨量が減少し続けて、気づいたときには「ロコモティブシンドローム（ロコモ）」となり、支援や介護が必要になってしまいます。

ロコモとは、運動器症候群のことで、からだを動かす器官である骨や関節、筋肉、神経などの運動器の衰えが原因で、「立つ」「歩く」といった日常生活の機能が低下している状態のことを指し、進行すると要介護や寝たきりになるリスクが高くなります。

日本整形外科学会が２００７年に、人類がいまだ経験したことのない超高齢化社会を見据え、この概念を提唱しました。

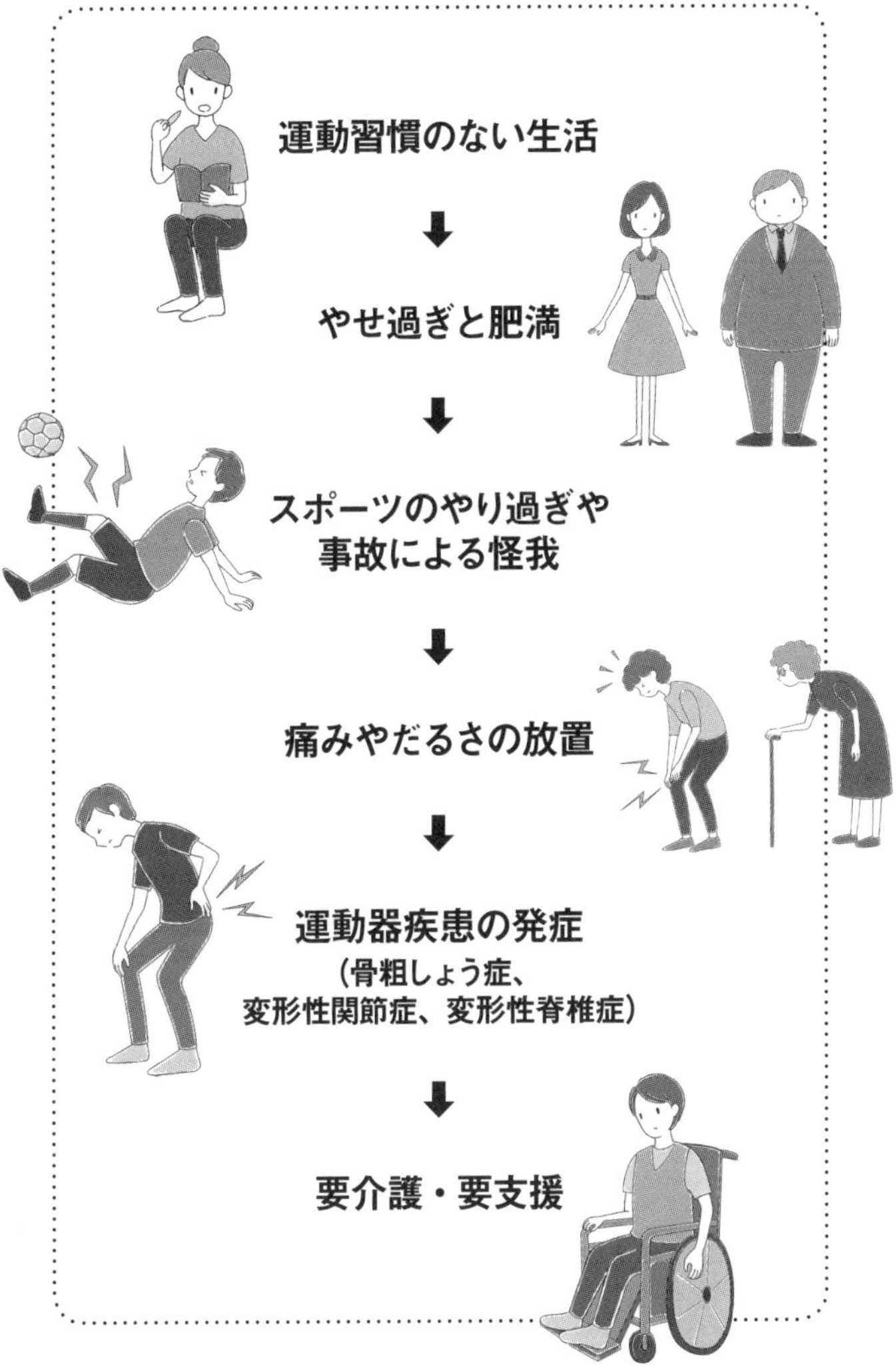
運動習慣のない生活
↓
やせ過ぎと肥満
↓
スポーツのやり過ぎや
事故による怪我
↓
痛みやだるさの放置
↓
運動器疾患の発症
（骨粗しょう症、
変形性関節症、変形性脊椎症）
↓
要介護・要支援

骨量の変化

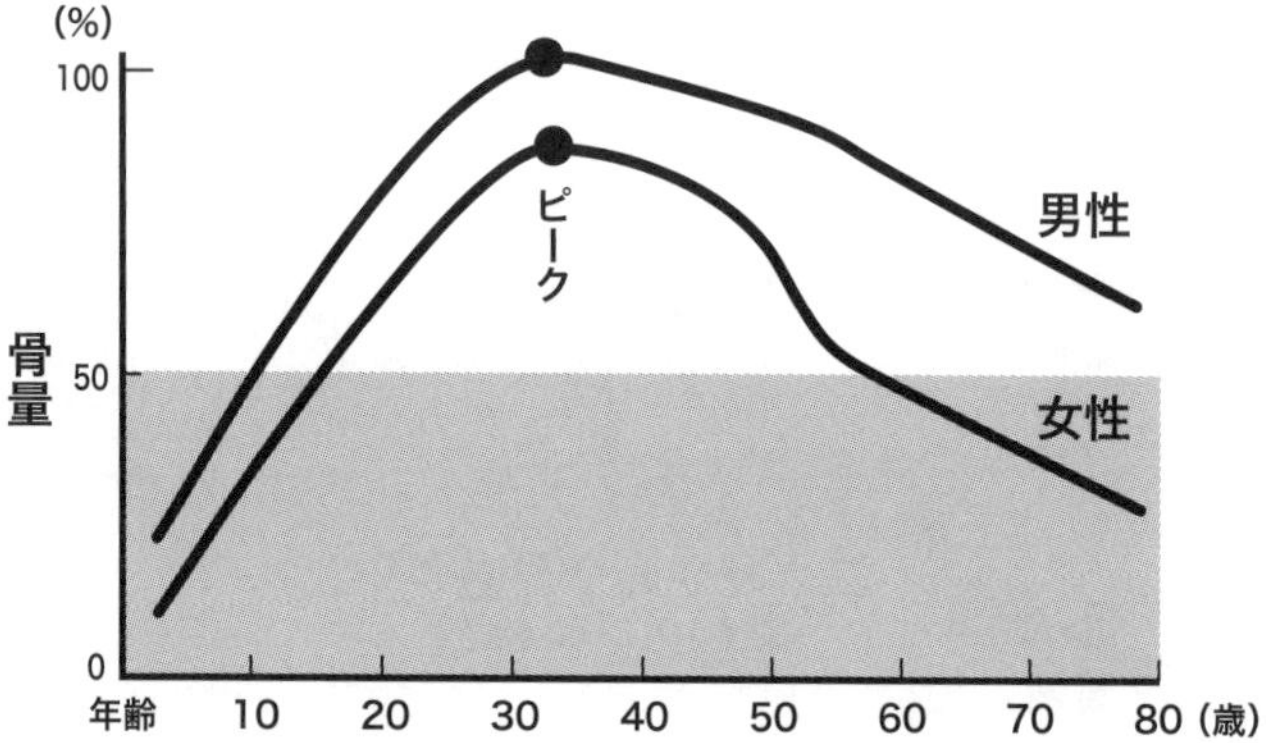

運動習慣のないことや活動量の低下からフレイルになり、サルコペニアになることがロコモへの入り口となっています。

けれどもロコモは急に起こるものではありません。長い年月をかけて静かに忍び寄り、健康寿命を短く切り上げる元と考えられています。

たとえば、からだの衰えのひとつとして骨密度の低下があります。骨は20歳ごろをピークに、男女ともに50歳前後からもろくなり始めます。骨粗しょう症とは骨の質や量が低下した状態で、くしゃみや背伸びといった小さな負荷でも背骨の圧迫骨折を起こします。またバランスを崩して転倒骨折すると寝たきりや要介護といった事態になります。

何もしないとロコモになる？

ロコモは自覚症状なく、ひっそりと進行すると述べました。ロコモの入り口にいないかを知ることが解決の一歩目です。以下の7項目に自分の生活が当てはまるかチェックしてみてください。

ロコモティブシンドローム診断

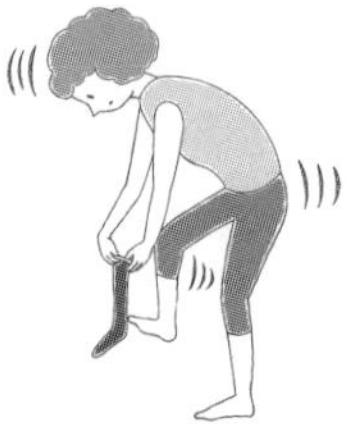

☑片足立ちで
靴下がはけない

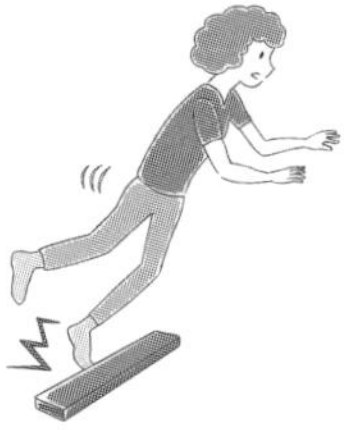

☑家の中で
つまずいたり、
すべったりする

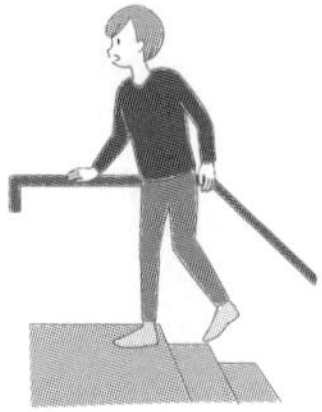

☑階段をあがるのに、
手すりが
必要である

☑家のやや重い仕事
（掃除機の使用、
布団の上げ下ろしなど）
が困難である

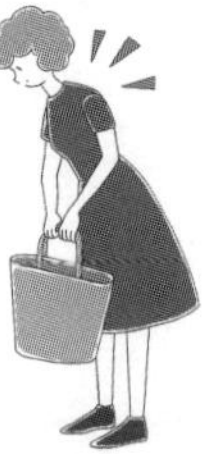

☑2kg程度（1ℓの
牛乳パック2個程度）の
買い物をして
持ち帰るのが困難である

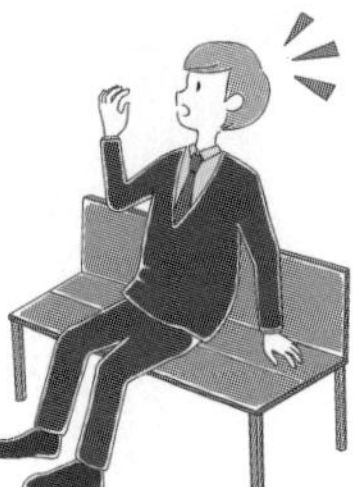

☑15分くらい
続けて歩けない

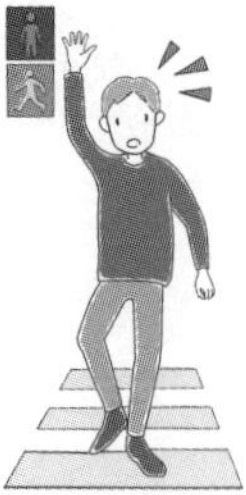

☑横断歩道を青信号で
渡り切れない

出典：ロコモ チャレンジ！推進協議会公式 Web サイトより

いかがですか？　じつは1つでも当てはまったら、ロコモの疑いがあります。30代の人でも、このロコモ度診断でチェックが付く人もいます。実際、若い女性（20〜30歳台）のうち3分の1がロコモになっているというデータもあります。ロコモは年齢ばかりが原因とは言えず、運動不足や極端なダイエット、食生活の乱れも影響します。

ロコモの原因は、フレイル状態からの「運動機能の衰え」「運動器の疾患」です。

運動機能の衰えとは、筋力、柔軟性の低下、バランス感覚の低下のことで、若い人でもロコモの人は、足の必要な筋力が使えていない、偏った使い方をしていることが多いです。

使わない筋肉は末梢の運動神経が機能しにくくなるので、関節も同様に固まり柔軟性を失います。痛むからと言って動かさないと、筋肉は萎縮し、ど

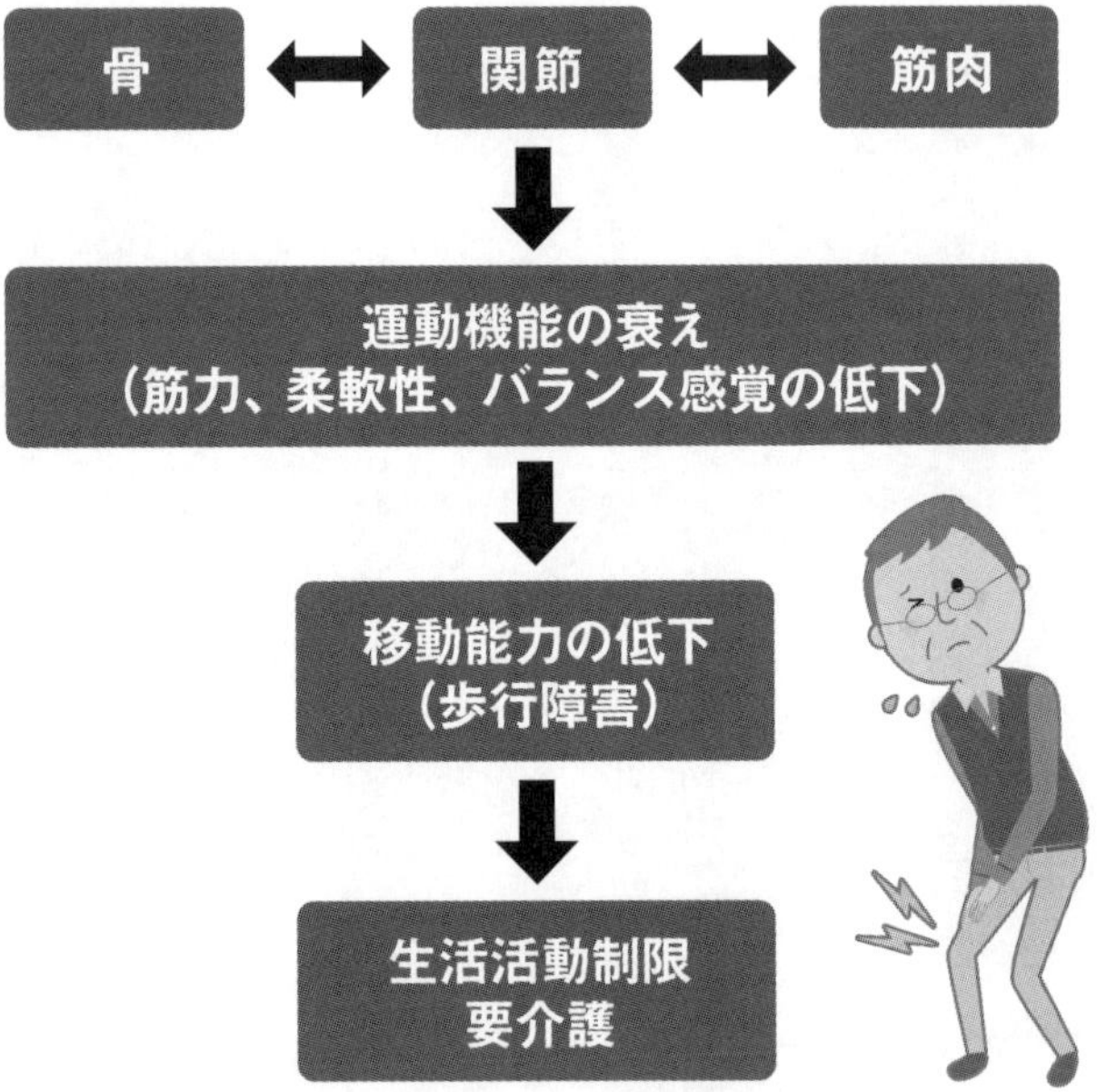

んどん凝り固まっていくのです。

　また、バランス感覚は重心の揺れを吸収できる体幹の強さや筋肉の柔軟性、大腰筋などの体幹支持筋の筋力も必要になります。

　蛇足ですが、平衡感覚を保つのはおもに小脳、耳の奥の三半規管の機能が関わっているので、バランス感覚を鍛えることは脳のトレーニングにもなります。

つまり、筋肉、関節、神経、骨の連携が取れてはじめてからだはスムーズに動くのです。どれかひとつでも働きが悪ければ、動きはぎこちなくなってしまうのです。

ロコモから運動器の疾患が起こる

運動機能の衰えが進行すると、「運動器の疾患」が起こります。ここでは代表的な疾患を説明します。

①骨粗しょう症

骨量の低下により骨密度が低下し、骨がもろくなり骨折しやすくなる病気です。骨折により自立機能が障害され、寝たきりを含めた生活の質が低下したり、日常生活動作が制限される大きな要因になっています。強度が低下した骨では、**くしゃみなどのほんの小さな衝撃でも折れてしまう**こともあり、それを脆弱性《ぜいじゃくせい》骨折と言います。脊椎圧迫《せきついあっぱく》骨折などのあと、身長が低くなるなどの背骨の変形や、背骨に圧迫された状態から心肺機能の低下、消化器疾患や神経障害など全身に合併症が広がることもあります。

自覚症状がなく、検査で偶然発見されたケースも多くあります。

②変形性関節症

関節のクッションになっている軟骨がすり減り、骨に関節炎や変形を生じる病気です。**高齢者ばかりでなく中高年者も多くかかる病気**で、おもに腫れたり痛んだりして、可動域の制限、関節の変形をきたすこともあります。下肢の関節だと股関節や膝関節、また頚椎、腰椎に多く発症し関節を支持する筋肉の筋力低下やアライメント不良が原因となります。本来あるべき状態に骨や関節のポジションがあれば予防可能です。
関節症の進行度に関わらず、まずは大腿四頭筋《だいたいしとうきん》の訓練など運動療法や装具などを使った日常生活指導をおこなうケースが多いです。
それでも軽快せず日常生活に支障をきたす場合は骨切り術や人工関節に置き換える手術療法が選択されます。

③脊柱管狭窄症《せきちゅうかんきょうさくしょう》

首のあたりから腰まで、いわゆる背骨をつくっている椎骨の中の空洞（脊柱管）の中を通る神経が圧迫されることによって、手足の痛みやしびれを起こす病気です。発生部位としては腰がもっとも多く、次に首に起こります。

中高年の腰部脊柱管狭窄症は有病率10％を超えています。

原因は変性脊椎症など加齢による変性が大半を占め、第４第５腰椎の神経根を圧迫し、神経組織の血流障害をきたし、重症になると膀胱直腸障害になるケースもあります。

自然軽快があることも多いので、治療としては腹直筋群や背筋群の増強、関節可動域を広げる運動療法を積極的におこないます（脊髄神経根の束である馬尾《ばび》全体が圧迫されている場合は神経障害の種類により異なりますが、手術を検討されるケースもあります）。

疾病があり痛い

↓

痛くてからだを
動かせられない

↓

動くのをやめる

↓

さらなる
運動機能の衰え

↓

介護・介助が
必要になる

この先に待っているのは、寝たきりです。

運動器の疾患は、自分で気づいていない病気の症状が現れている可能性もあるので、自己判断せずに受診することが近道になる場合もあります。

「運動機能の衰え」であっても「運動器の疾患」であっても、本書の運動療法によって回復が期待できます。ただし、脳の障害など、それ以外の病気がロコモの原因だった場合は除きます。

「壁立ち」誕生秘話

これまでロコモ改善の運動療法として片足立ちとスクワットがメインとし

て選択されてきました。加えて、ヒールレイズとフロントランジを個々の体力に合わせておこないます。10回を1セットとして1日3回という比較的簡単にできる運動療法ですが、痛みや可動域に制限がある人だと実践しにくいという問題点がありました。

また、「時間がない」「楽しくない」「自覚として効果を感じにくい」などの事情でトレーニングが疎かになるケースもあり、当院でも患者さんの事情や状態を考察すると強く指導もできず、トレーニングの継続性や効果性が低くなってしまっていたのが現状です。

骨粗しょう症や変形性関節症、脊柱管狭窄症などが改善されず、ブロック注射や投薬などの保存療法で痛みを軽減しながら、痛みと動かしづらさを伴った生活を余儀なくされている人もいました。

そこで、私自身が椎間板ヘルニアや膝関節症、急性腰痛症（ぎっくり腰）を改善したおおもとになった正しい姿勢を患者さんに試してもらうことを考えました。

わたしは25歳のときにぎっくり腰（急性腰痛症）を起こして以来、今までの人生で3回ぎっくり腰になりました。そのうち1回は、救急車で運ばれ手術を検討されるほどの重症でした。

10年前から状況は悪化し、足が毎日のように長時間つることで、自分自身の健康不安を抱えて生活をしていました。日常的に仙骨神経ブロック注射で痛みを散らす生活を送り、旅行前などは、痛みがなくても、事前にブロック注射で痛みに備えておかないことには、怖くて旅行に行けないといった状態だったのです。当時のことを今思い出しても、将来歩けなくなる不安でいっぱいでした。

整形外科医の主人からは以前から歩き方が悪いから、膝が痛くなると予言されていましたが、意に介さず腹立たしいと一蹴していました。

しかし、高速道路で車の運転中に両足がつり、緊急停止したとき、このままでは事故を起こしたり、怪我をして車椅子生活になるかもしれないという恐怖感に襲われました。昔から言われていた姿勢を正すべきだと考え、「壁立ち」を実践していくようになりました。

すると、2ヵ月もたたないうちに足や腰の不調がなくなり、薬も注射もまったくいらなくなりました。以前は片足の前脛骨筋がつりすぎて、すねの筋肉が萎縮変形していましたが、いまでは足の形も戻りました。

そのことが頭をよぎり、運動器の疾患を抱える人に壁立ちを試してもらいました。すると、年だから仕方ないとあきらめていた痛みや動きづらさが改善されたのです。

「壁立ち」はほんとうに効果があるのか？

「壁立ち」は運動療法として、医療現場で実践できるのか？　当院で検証を始めました。

60代から80代までの男女54名（男性11名、女性43名）に、壁立ちで正しい姿勢の指導をし、その後、正しい姿勢でのスクワットで筋力をアップさせながら、正しい歩き方の指導をするという内容です。

各自、自宅でおこなったトレーニングをチェックシートに記録してもらい、2週間に1回確認させてもらいました（壁立ちは音楽に合わせてできる替え歌を歌いながら実践してもらいました）。

1～3ヵ月経ってから日本整形外科学会の推奨している3つのロコモ度テスト（「立ち上がりテスト」「2ステップテスト」「身体の状態・生活状況を調べるロコモ25」）と「握力」「30秒椅子立ち上がりテスト（CS―30テスト）」「骨塩定量（DEXA）」の6項目をチェックしました。

日本整形外科学会で推奨されている3つのロコモ度テストにプラスして、計6つの検査と、患者さんの感想をもとに評価をおこないました。これほどの厳密な指標でロコモ度の改善を評価したものをほかに私たちは知りません。

結果は、どの項目も、程度の差はあるものの効果が認められました。私たちがはじめ想像していた以上に数値の改善が顕著に現れていました。

Ⅰ　立ち上がりテスト

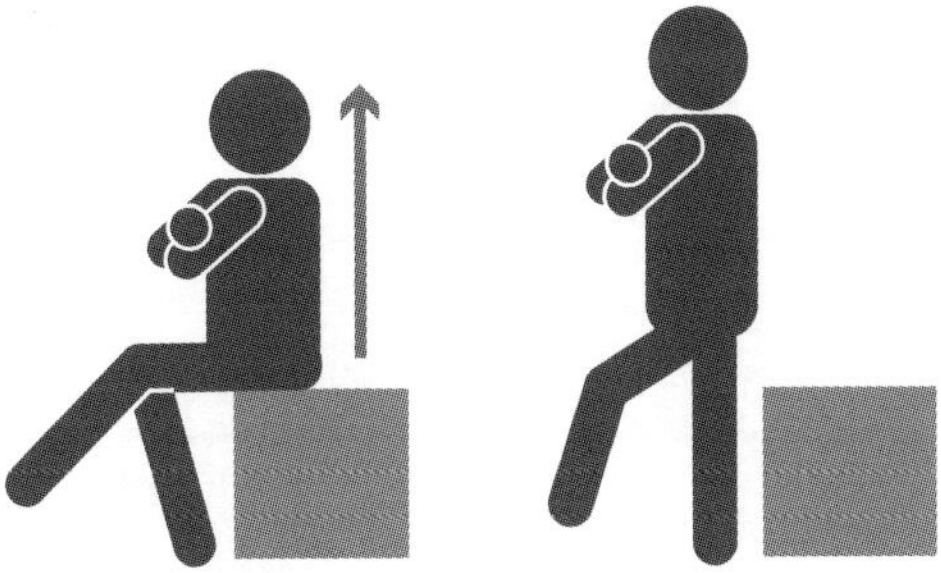

ロコモ度 1

片足で40cmの高さから
立ち上がることができない

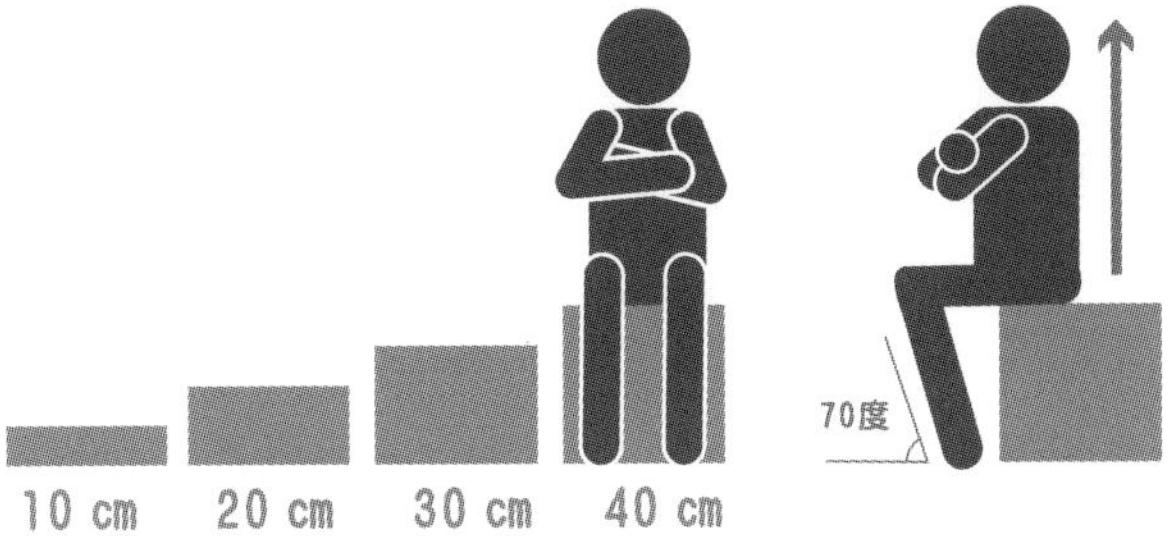

ロコモ度 2

両足で20cmの高さから
立ち上がることができない

出典：ロコモ チャレンジ！推進協議会公式 Web サイトより

Ⅱ 2ステップテスト

2ステップ値の算出方法

2歩幅(cm) ÷ 身長(cm) ＝ 2ステップ値

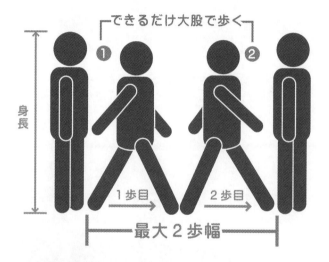

ロコモ度 1 2ステップ値が **1.3未満**

ロコモ度 2 2ステップ値が **1.1未満**

出典：ロコモ チャレンジ！推進協議会公式 Web サイトより

Ⅲ　ロコモ25

直近1ヵ月間について25個の検査項目でからだの痛みや日常生活を数値化し、生活のQOLの指数とするテスト

	この１ヵ月のからだの痛みなどについてお聞きします。					
Q1	頚・肩・腕・手のどこかに痛み（しびれを含む）がありますか	痛くない	少し痛い	中程度痛い	かなり痛い	ひどく痛い
Q2	背中・腰・お尻のどこかに痛みがありますか	痛くない	少し痛い	中程度痛い	かなり痛い	ひどく痛い
Q3	下肢（脚のつけね、太もも、膝、ふくらはぎ、すね、足首、足）のどこかに痛み（しびれも含む）がありますか	痛くない	少し痛い	中程度痛い	かなり痛い	ひどく痛い
Q4	ふだんの生活でからだを動かすのはどの程度つらいと感じますか	つらくない	少しつらい	中程度つらい	かなりつらい	ひどくつらい
	この１ヵ月の普段の生活についてお聞きします。					
Q5	ベッドや寝床から起きたり、横になったりするのはどの程度困難ですか	困難でない	少し困難	中程度困難	かなり困難	ひどく困難
Q6	腰掛けから立ち上がるのはどの程度困難ですか	困難でない	少し困難	中程度困難	かなり困難	ひどく困難
Q7	家の中を歩くのはどの程度困難ですか	困難でない	少し困難	中程度困難	かなり困難	ひどく困難
Q8	シャツを着たり脱いだりするのはどの程度困難ですか	困難でない	少し困難	中程度困難	かなり困難	ひどく困難
Q9	ズボンやパンツを着たり脱いだりするのはどの程度困難ですか	困難でない	少し困難	中程度困難	かなり困難	ひどく困難
Q10	トイレで用足しをするのはどの程度困難ですか	困難でない	少し困難	中程度困難	かなり困難	ひどく困難
Q11	お風呂で身体を洗うのはどの程度困難ですか	困難でない	少し困難	中程度困難	かなり困難	ひどく困難
Q12	階段の昇り降りはどの程度困難ですか	困難でない	少し困難	中程度困難	かなり困難	ひどく困難
Q13	急ぎ足で歩くのはどの程度困難ですか	困難でない	少し困難	中程度困難	かなり困難	ひどく困難
Q14	外に出かけるとき、身だしなみを整えるのはどの程度困難ですか	困難でない	少し困難	中程度困難	かなり困難	ひどく困難
Q15	休まずにどれくらい歩き続けることができますか（もっとも近いものを選んでください）	2〜3km以上	1km程度	300m程度	100m程度	10m程度
Q16	隣・近所に外出するのはどの程度困難ですか	困難でない	少し困難	中程度困難	かなり困難	ひどく困難
Q17	2kg程度の買い物（１リットル牛乳パック２個程度）をして持ち帰ることはどの程度困難ですか	困難でない	少し困難	中程度困難	かなり困難	ひどく困難
Q18	電車やバスを利用して外出するのはどの程度困難ですか	困難でない	少し困難	中程度困難	かなり困難	ひどく困難
Q19	家の軽い仕事（食事の準備や後始末、簡単なかたづけなど）は、どの程度困難ですか	困難でない	少し困難	中程度困難	かなり困難	ひどく困難
Q20	家のやや重い仕事（掃除機の使用、ふとんの上げ下ろしなど）は、どの程度困難ですか	困難でない	少し困難	中程度困難	かなり困難	ひどく困難
Q21	スポーツや踊り（ジョギング、水泳、ゲートボール、ダンスなど）は、どの程度困難ですか	困難でない	少し困難	中程度困難	かなり困難	ひどく困難
Q22	親しい人や友人とのおつき合いを控えていますか	控えていない	少し控えている	中程度控えている	かなり控えている	まったく控えている
Q23	地域での活動やイベント、行事への参加を控えていますか	控えていない	少し控えている	中程度控えている	かなり控えている	まったく控えている
Q24	家の中で転ぶのではないかと不安ですか	不安はない	少し不安	中程度不安	かなり不安	ひどく不安
Q25	先行き歩けなくなるのではないかと不安ですか	不安はない	少し不安	中程度不安	かなり不安	ひどく不安
	解答数を記入してください　→	**0点＝**	**1点＝**	**2点＝**	**3点＝**	**4点＝**
	回答結果を加算してください　→			**合計**		**点**

出典：ロコモ チャレンジ！推進協議会公式Webサイトより

ロコモ度 1　**7点以上**

ロコモ度 2　**16点以上**

Ⅳ　握力テスト

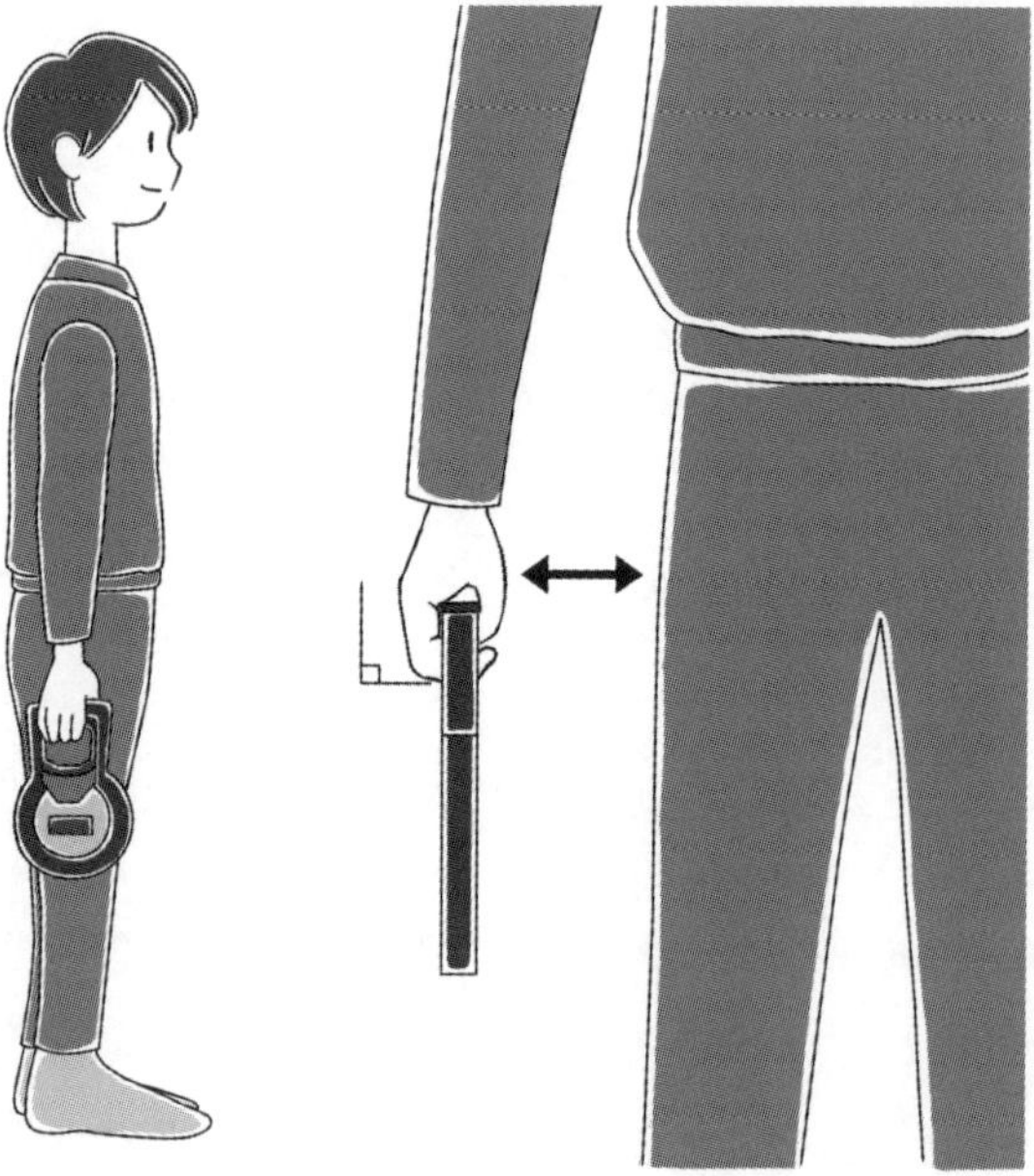

握力は、ほかの筋力検査（足趾の把持力、大腿四頭筋の筋力）、全身の筋力（骨格筋量）との相関が高く、高齢者のサルコペニアの診断基準のひとつとして活用される。また握力の低下と認知症の発生リスクにも相関がみられる。

Ⅴ　30秒椅子立ち上がりテスト（CS-30テスト）

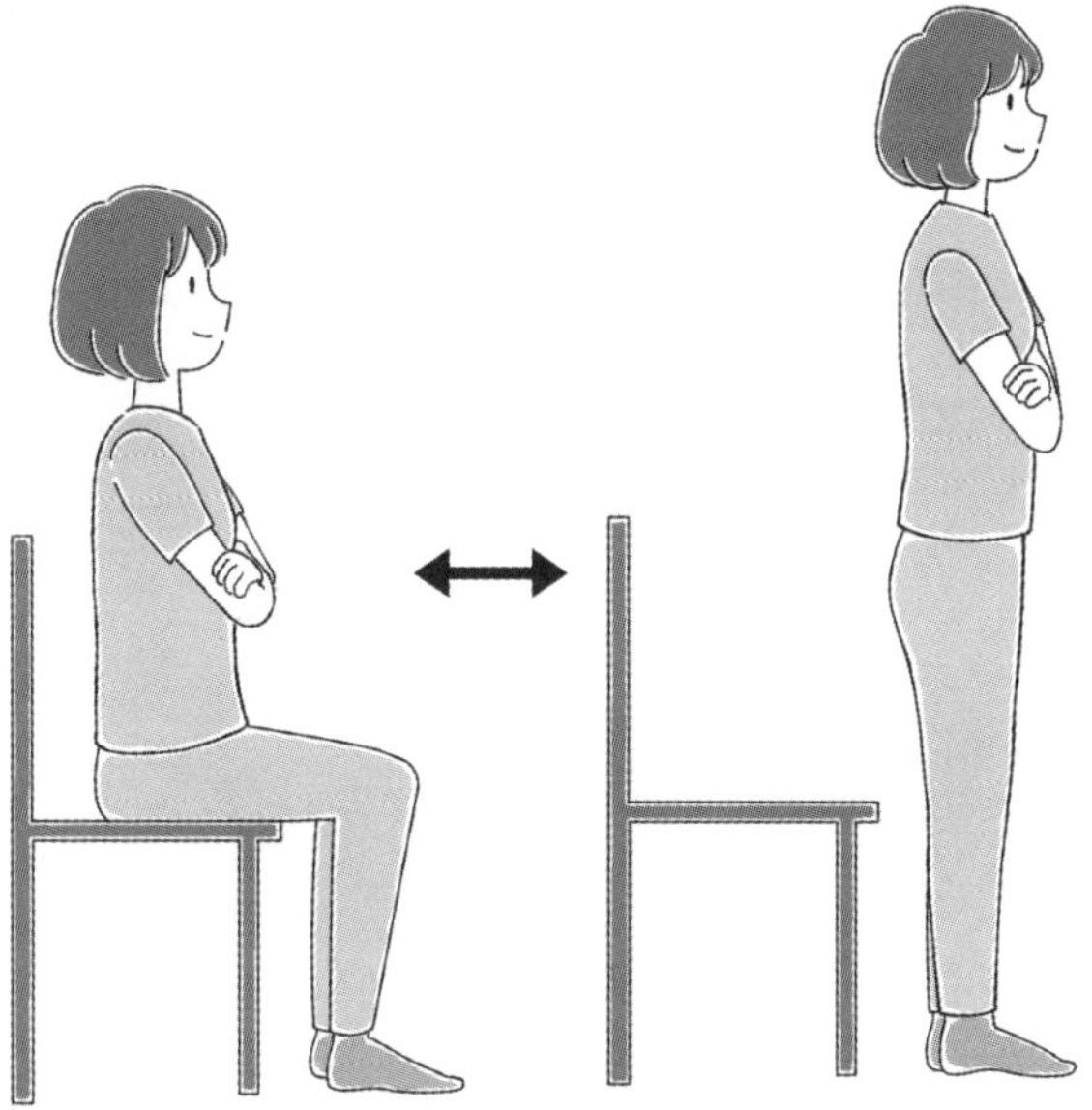

このテストは５段階の性別年齢階級別評価表が作成され、健康な高齢者ばかりでなく、虚弱な高齢者の自立度とも関係することが明らかになったため検査項目とした。

測定方法は40cmの台や階段などから30秒間に何回立ったり座ったりできるかを測定する。

Ⅵ　骨塩定量（DXA）テスト

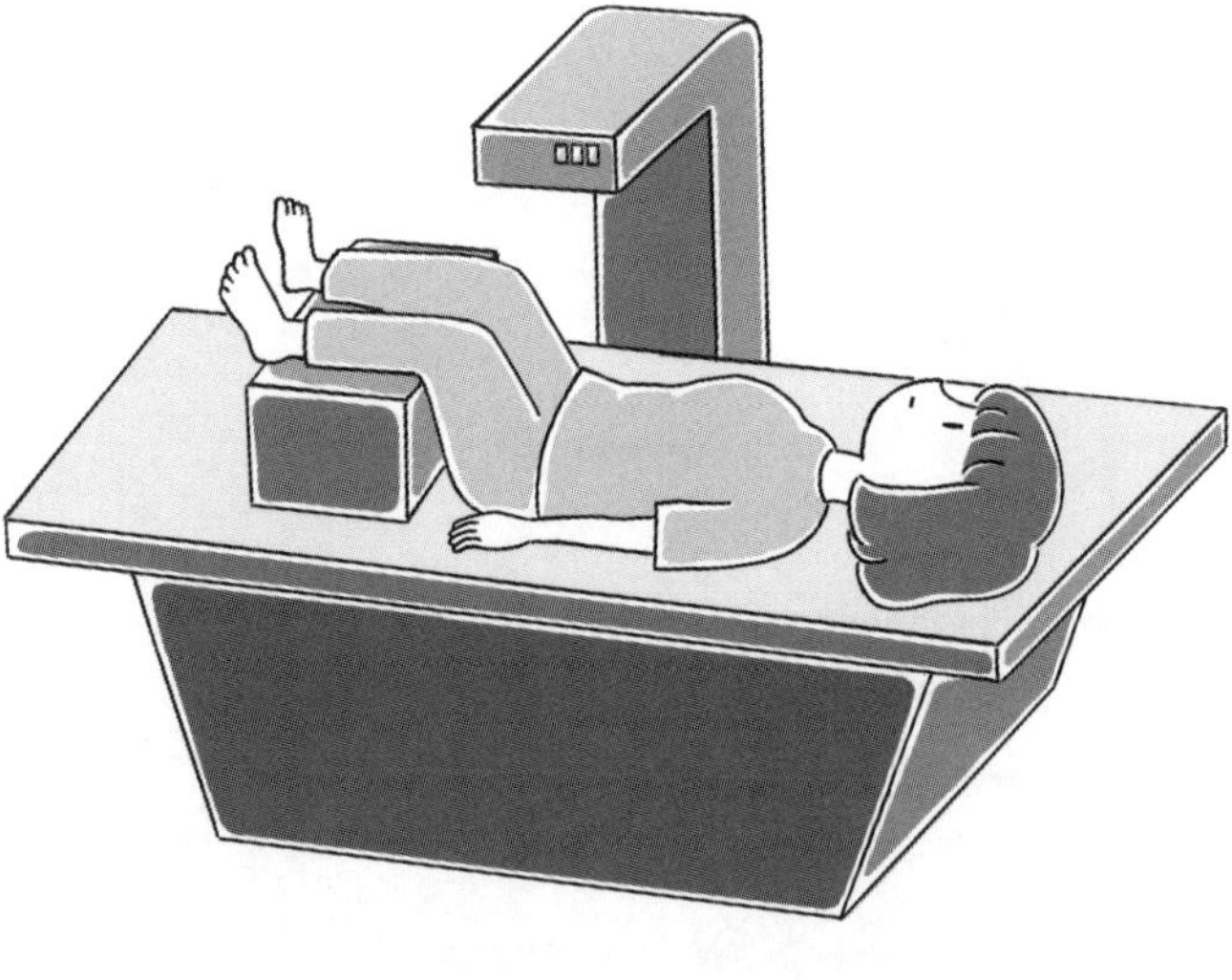

二重エネルギーX線吸収測定法（DXA法）を使用し、高低２種類のX線を照射し、腰椎内のカルシウム、マグネシウムなどのミネラル成分量を測定して骨粗しょう症の判断基準とされる骨密度を数値化する。

測定結果

Ⅰ　立ち上がりテスト　アップ（16%）　現状維持（78%）

上昇、維持が94%（51件／54件）となり、効果が現れていると考えられます。現状維持の結果が多いのは、期間が1〜3ヵ月と短いためと10cm間隔での評価のためアップしにくかったと考えられます。なお、結果の数値は現状維持であるが、前回よりラクに立ち上がることができた人が増えていました。

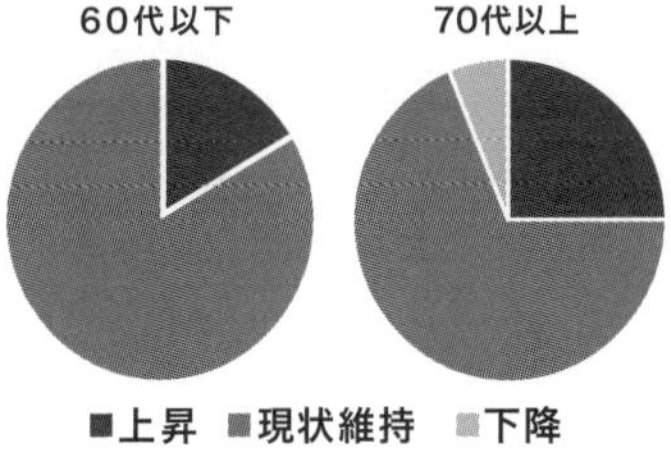

年齢別参考値	
	男性
60代以下	片脚 40cm
70代以上	両脚 10cm

年齢別参考値	
	女性
60代以下	片脚 40cm
70代以上	両脚 10cm

Ⅱ　2ステップテスト　アップ（62%）　現状維持（14%）

効果がいちばんよく見てとれました。センチメートル単位での細かい数値評価のため上昇がわかりやすかったためと考えられます。ロコモ度0が２人、ロコモ度1が９人、ロコモ度２が43人という測定でしたが、ロコモ度が高くなる70代以上で顕著に上昇がみられました。

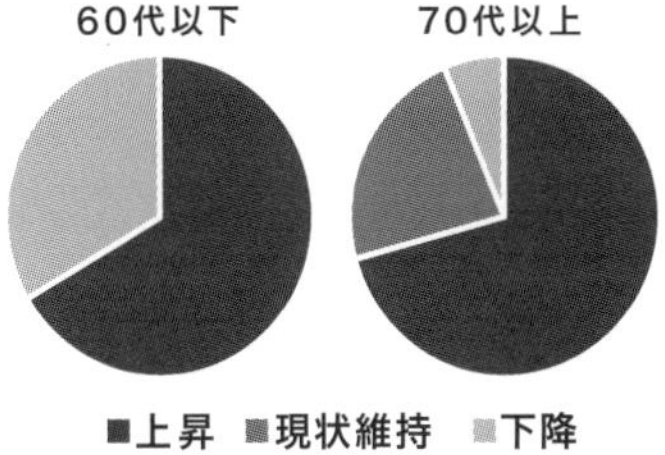

参考値		
ロコモ度0	1.3以上	問題なし
ロコモ度1	1.1〜1.3	移動機能低下が始まっている状態
ロコモ度2	1.1未満	移動機能低下が進行している状態

Ⅲ　ロコモ25

アップ（80%）
現状維持（17%）

何も対策をしないとロコモ度は進行していくことが一般的なため、上昇ｏｒ維持で結果が出ていると考えるべきです。ロコモ２５はからだの状態・生活状況を調べる問診であり１００点満点で評価するため、アップ率が80%と本人のよくなっている自己評価が優れている結果となりました。

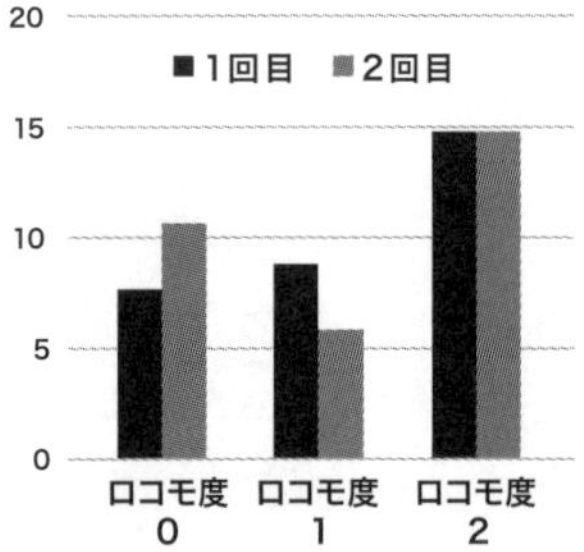

参考値		
ロコモ度0	7点未満	問題なし
ロコモ度1	7〜15点	移動機能低下が始まっている状態
ロコモ度2	16点以上	移動機能低下が進行している状態

Ⅳ　握力

アップ（41%）
現状維持（3%）

簡易な検査にも関わらず、握力は全身の筋力との相関が高いと言われています。41%ものアップが見られたことは、壁立ちは全身の筋肉量の増加効果があると考えられます。右よりも左の握力の上昇率が高いのは、日本人の利き手に右が多く、寝違えや手を痛めていたりなどしていたためではないかと考えられます。

しかしながら、左手の握力増進・維持率が66・7%と高いため、日常生活を送るうえで必要な筋量・筋力が増えていると判断できます。

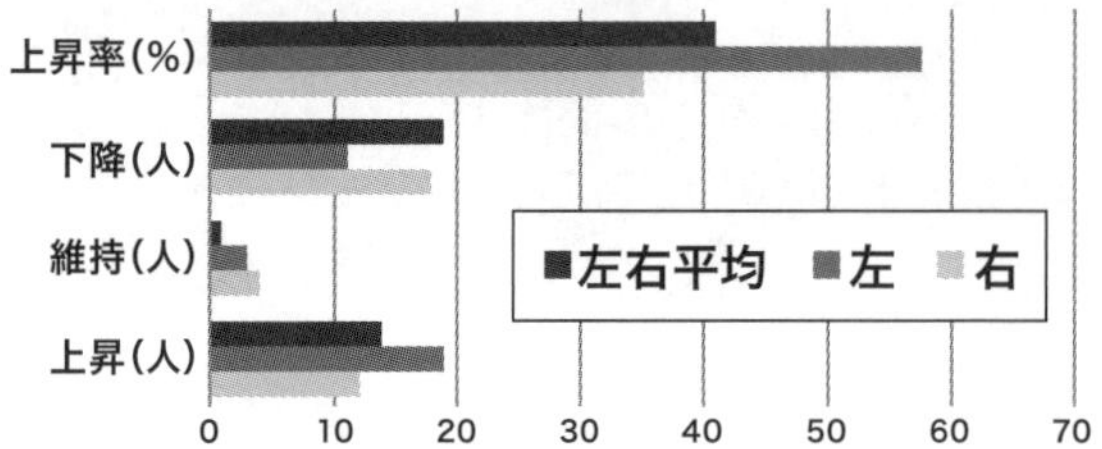

Ⅴ　CS-30テスト

**アップ（72%）
現状維持（17%）**

アップ（72%）　現状維持（17%）と壁立ちで運動機能上昇効果が非常に顕著であることが判明しました。脳からの神経伝達速度が速くなり、正確に伝達が末梢に届いていることがわかります。

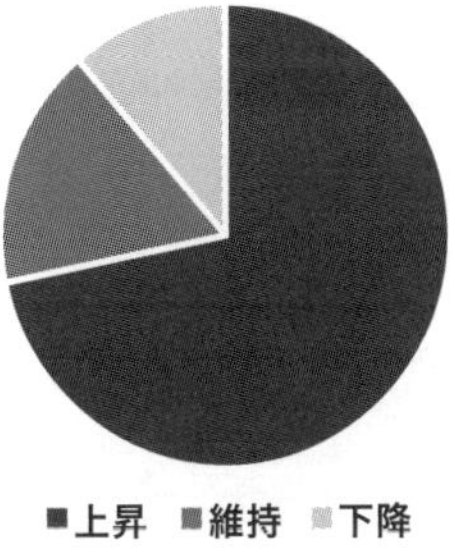

Ⅵ　骨塩定量

アップ（35%）

骨密度の上昇は一般的には短期間では見られないにも関わらず、短期間で35%もの上昇が見られたことは目を見張るものがあります。

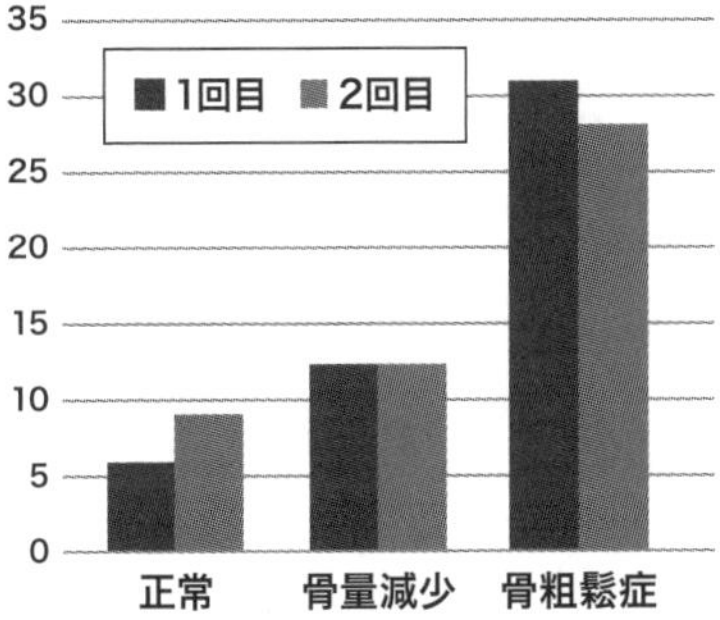

参考値	
正常	80%以上
骨量減少	70 ～ 80%
骨粗鬆症	70%以下

壁立ちは見た目から若返る⁉

「マイオカイン」という物質をご存知でしょうか？　骨格筋から分泌される種々の生理活性物質は総称してマイオカイン（ｍｙｏ＝筋、ｋｅｉｎ＝作動物質）と呼ばれます。筋肉を動かすことで分泌されるホルモン様たんぱく質のことです。

このマイオカインは、うつ、不安の抑制、アルツハイマー型認知症の予防、脳卒中の減少、心疾患の予防・改善、動脈硬化の改善、骨密度の増大、血圧の安定、免疫機能の亢進、糖尿病の予防・改善、肝機能、膵臓機能の亢進、がん発生率の低下、おして若返り（老化の予防）などさまざまな健康効果があると言われています。まさに万能の健康長寿物質と言えます。

最近の研究では、1日だけの激しい運動をするよりも、毎日継続してソフトな運動をしたほうがマイオカインの分泌がよいという結果が出ました。

マイオカインの分泌量は1回の運動に対して限度があるため、過度な運動を1回だけおこなうよりも壁立ちを実践するのが効果的です。

日常動作をからだに負担をかけない運動に変えることで、マイオカインを効率よく分泌させ、その効果を実感することができます。

さらに若返りホルモンと言われる「オステオカルシン」や「オステオポンチン」は下半身に刺激を与える軽い運動によって、下肢の骨からたくさん分泌されます。

この点から壁立ちはあらゆる年代で簡単に継続できる最適な運動であると言えます。実際に「マイオカイン」や「オステオカルシン」「オステオポンチン」が今回の測定で健康効果を発揮していたと考えています。

さらに、次章で説明する当院で男女239人を対象に実証した「骨密度の高い人ほど、見た目が若く見られる」というデータと照らし合わせて考えると、壁立ちはロコモ予防だけでなく、見た目からからだが若返る方法であることが見えてきます。

第２章

なぜ壁立ちで一生歩けるのか？

壁立ちと運動器への影響

当院では、日本整形外科学会の推奨する科学的な検査検証をおこなった結果、壁立ちで姿勢をよくした人たちの驚くほどの変化を測定することができました。

壁立ちで姿勢をリセットすることで脊髄内の神経伝達がスムーズになり、神経同士が刺激し合い、からだ全体の細胞が活性化します。また骨の歪みを正すため、骨にも刺激が起こり、若返りホルモンが分泌されます。

さらに普段使っていない筋肉も伸ばせます。筋肉を刺激することで周りの筋肉だけでなく、血管・神経も刺激されます。ふくらはぎは第2の心臓と言われるように血液を全身に循環させるポンプ機能があります。

普段使っていない筋肉周りの血管は刺激を受けにくいので、血流が滞りがちです。しかし、姿勢を正すことで刺激を受け、血液が一気に全身に流れ、細胞すべてに栄養を与え、活性化できます。

壁立ちと骨粗しょう症

以前から骨密度が低く、投薬治療をおこなっていた77歳の女性に夜寝る前に壁立ちをしてもらいました。すると、短期間で骨密度が12％上がるという変化が起こりました。

骨粗しょう症の人は、圧迫骨折のリスクを懸念し運動恐怖症になってしまう人が多いのが現状です。重い物を持ったり、転倒したり、ほんとうにちょっとした行動でも骨折が身近になってくるので、不安だという声もよく耳にします。

20年前は1000万人だった骨粗しょう症患者数が、2020年では1490万人と1・5倍に増えると推計されています。男女比は1：4で、女性のほうが圧倒的に割合が多くなっています。

これは、閉経でエストロゲンという女性ホルモンが一気に減少してしまうことが原因です。女性ホルモンの減少により、骨からカルシウムが溶け出す量が急速に増加するからです。

50代後半の約20％、80代の半分は骨粗しょう症だと言われています。自覚症状がないことも多いので、骨折してはじめて医者に骨粗しょう症だと診断されて、青天の霹靂だったという人もたくさんいます。

骨粗しょう症セルフ診断

- ☑立ち上がるときに背中が痛い
- ☑重い物を持つと腰が痛む
- ☑内臓が圧迫されて息苦しい
- ☑身長が縮む
- ☑背中や腰が丸くなる

こうした主訴で受診されて、骨粗しょう症とわかるケースもあれば、姿勢が悪く背中が曲がった、背が低くなったといったところから検査してわかるケースもあります。

急に背中や腰が痛くなって受診したら、背骨の圧迫骨折だったということもあります。背骨は一度骨折すると連動してほかの背骨も骨折しやすくなってしまいます。これを「ドミノ骨折」と言います。

背骨以外も手首、肩、足の付け根は骨折しやすく、もっとも注意が必要なのは足の付け根の大腿骨頸部骨折《だいたいこつけいぶこっせつ》で、歩行しにくくなるため活動量が減り、徐々にフレイルが進展してロコモの入り口になってしまいます。

骨密度と見た目年齢の関係

先ほどの例に出した77歳の女性は、年齢とともに右肩下がりだった骨密度を壁立ちで上昇させることができました。しかし、驚くべきことに運動器だけではなく肌にも変化が起こったのです。

骨密度は、からだよりも先に頭部（顔）から減るということがわかっています。真っ先に減るのは、顔の口周り。次に目の周りです。まず、ほうれい線や目のたるみ・しわが出てくるのです。これをわたしは皮膚粗しょう症と呼んでいます。皮膚を支える土台の骨が減少することで、肌まで老けてしまうのです。

じつは肌の老化は、加齢でコラーゲンがだんだん減少していくから、紫外線をたくさん浴びたからと思われがちですが、じつは骨密度が関係しているのです。

当院で男女239人の「見た目年齢」と「骨密度」を調べた結果、骨密度と見た目年齢の相関関係が見られました。

測定人となる14人に顔と手の甲の写真を見せて、見た目年齢を推定してもらい、その平均値を「見た目年齢」としました。その後、実際の「骨密度」

見た目年齢と骨密度年齢の相関

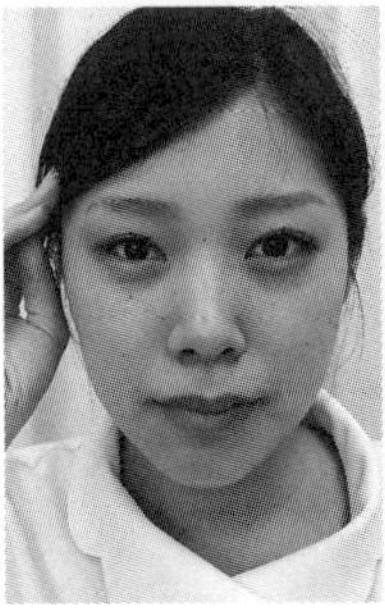

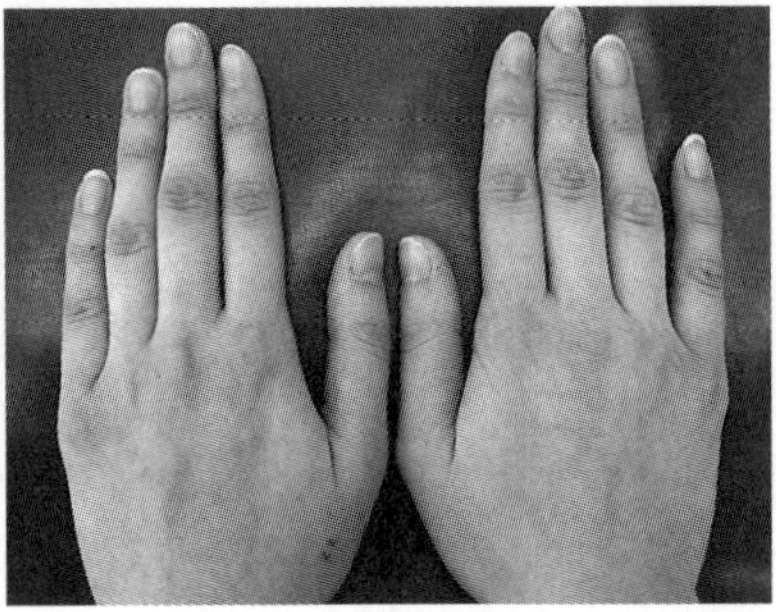

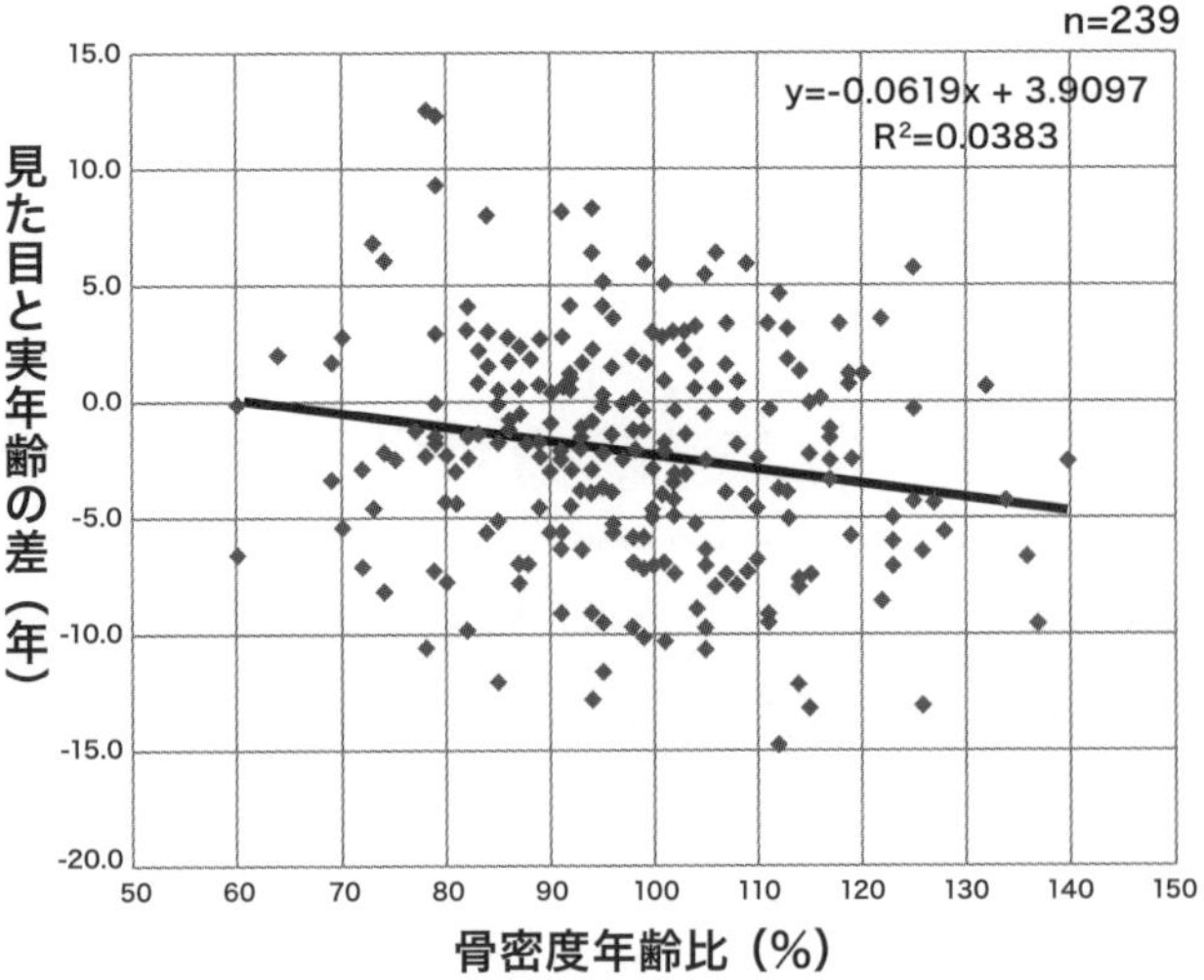

と比較してみました。

すると、どの年齢層でも骨密度の高い人ほど見た目年齢が若いことがわかりました。とくに60歳未満でその傾向が顕著でした。年齢が高くなるにつれてその傾向は低くなっていました。

骨密度が年齢比よりも高い人は、見た目の年齢が実年齢よりも平均して5歳程度若く見られる結果となりました。

骨が強くなることは、転倒骨折のリスクが少なくなるといったメリットだけではなかったのです。

実年齢よりも若く見られるので、社交的になったり、気持ちも前向きになるという効果もあります。先の77歳の女性はいつもマスクで表情が見えませんでした。

ところが「これだけ動けるようになったのだから、ウォーキングショーにでも出てみたい」と、笑顔で周りの患者さんたちを説得し、それを受けてその場にいた全員が自分たちの価値と可能性を社会に示したいと、ウォーキングショーへの参加に賛同しました。

からだに自信がついたことで生きる価値や可能性が開かれ、身体的・精神的だけではなく、社会的変化にまでつながるのだと当院のスタッフ一同が実感した印象的な出来事です。

いかがでしょうか？　壁立ちで改善するのは、姿勢だけではありません。「病は気から」と言いますが「老化も気から」。姿勢を正して目線を上げてみましょう。背筋が伸びるからこそ、プラス思考にもなれるというものです。心身の活力が老化にブレーキをかけ、いつまでも若々しく健康寿命を楽しめるのです。

ここまでの測定結果によって、壁立ちは老化に対するいくつもの変化が起きることが明らかになりました。

それでは、どのようなメカニズムでこうした健康効果が起こっているのか？　医学的な見地から掘り下げて説明していきます。最初のキーワードは「骨」です。

〈1〉壁立ちで骨を強くする

2つの骨ホルモン

骨はすぐれた健康効果をもっている

「骨」と聞いてすぐに思い浮かぶのは人体模型ではないでしょうか。人間の骨格は206個の骨から形成されており、運動をおこなったり、からだを支える役割をもっています。骨がなければ、重力に逆らえず、軟体動物のようにからだはぐにゃぐにゃになってしまうと聞いたことがあるかもしれません。また頭蓋骨《ずがいこつ》や肋骨などは、脳や心臓など大切な臓器を外部からの衝撃で損傷しないように保護しています。

さらに骨がテコの原理でいう支点・作用点・力点を形成することで、筋肉から生み出された力を効率的に伝達し、からだを動かせるのです。一生歩けるからだになるためには、骨がいかに重要であるかがわかると思います。

骨を強くするには

折れた骨は以前よりも強くなると聞いたことがあるでしょうか。骨折や骨にヒビが入ったとしても、固定したまま2～3カ月すれば修復されます。そして、折れた骨はひと回りからふた回りほど太くなります。骨折という外部からのストレスに対し、からだが「骨を強くしろ」と反応するからです。

では、骨の質はどのように決まるのでしょうか？ それを紐解くために、まず骨の内部を見てみましょう。

骨は表面の骨膜《こつまく》、硬い緻密質《ちみつしつ》、その内部の海綿質《かいめんしつ》、そしてその奥にある骨髄腔《こつずいくう》という空間によって構成されています。

骨膜は骨の関節部以外の外部を覆っている強靭な膜のことです。緻密質は、硬くて密度が高くからだを支える機能があります。海綿質はスポンジのような小さな多くの空洞でできています。骨梁《こつりょう》と言われる何本もの柱が何方向にも渡り存在し、外部からの衝撃に対しての強度をさらに高めています。

鉄筋コンクリートの鉄筋部分が骨梁になります。鉄ではなく「コラーゲ

骨の内部構造

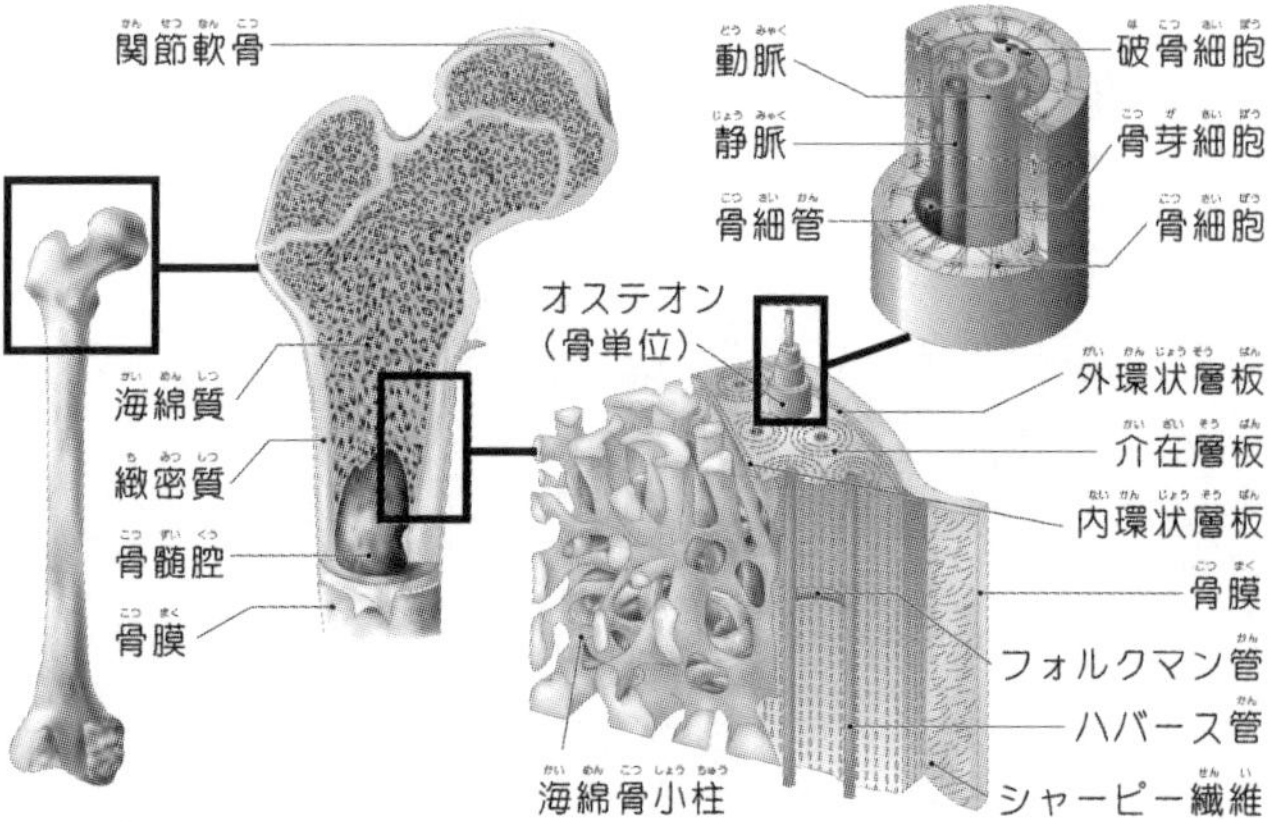

ン」で構成されています。コンクリートの部分はセメントではなくカルシウムやカリウムなどのミネラルでつくられています。

また骨はミネラルを貯蔵するタンクとしての役割も果たします。ほかの臓器で「ミネラル」が不足したときに、骨から分け与えられたり、消費されるのです。

さらにミネラルは骨が血液を通じて全身の細胞に生命活動を維持するための情報伝達やホルモン分

泌するためにも使われます。

骨を強くするのはカルシウムと思われがちですが、コラーゲン繊維が少なくても骨は非常にもろくなります。（カルシウムを含む）ミネラルとコラーゲンが骨の質、すなわち骨のしなやかさや折れにくさを決めているのです。

破骨細胞と骨芽細胞

コラーゲンやミネラルが豊富なら丈夫な骨ができるかというと、それほど単純ではありません。新たな骨をつくる細胞（骨芽細胞と破骨細胞）が関係しています。

破骨細胞と骨芽細胞

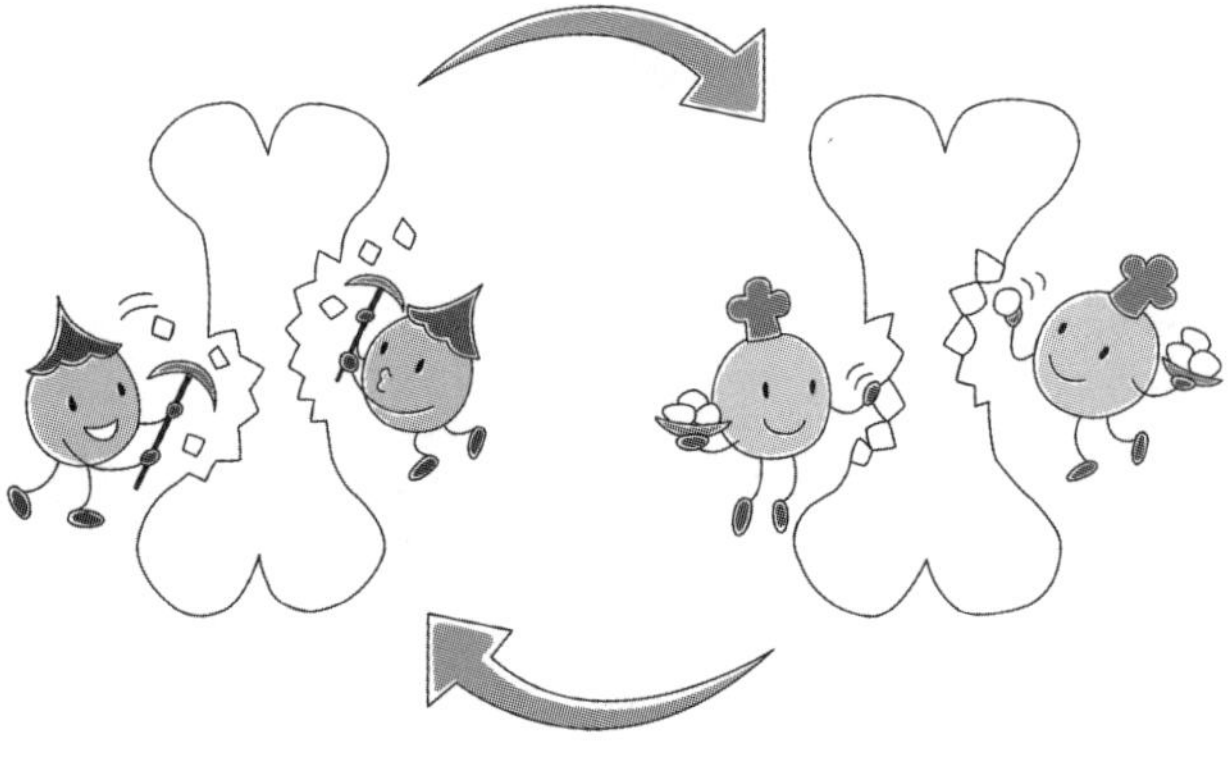

人間の細胞は代謝することで新しく生まれ変わります。代謝とは、細胞が細胞をコピーする同化作用と細胞内でエネルギー産生する異化作用のふたつが合わさった働きのことです。
骨も代謝をしていて、大腿骨は約4年で新しい骨になります。

骨の代謝を詳しく見ると、まず破骨細胞という細胞が骨の表面に張り付いて古い骨を溶かします。その作用がスイッチになり、今度は骨芽細胞が新しい骨をつくり始めます。

破骨細胞や骨芽細胞はそれ自身が自主的に働いているのではなく、海綿骨や皮質骨の中に存在する骨細胞からのメッセージ物質からの指示で働いています。そのメッセージ物質とは簡単に言えば「骨をつくれ」か「骨をつくるな」の2種類です。

若返りホルモン① スクレロスチン

骨から出るメッセージ物質には多くの種類がありますが、ここでは「老化」に深く関連する2つをご紹介します。

まず1つ目が「スクレロスチン」です。スクレロスチンは、骨芽細胞の数を減らす指示を出すメッセージ物質です。

スクレロスチンの量は血液検査で判定でき、この数値が高いと骨からカルシウム、リンといったミネラルやコラーゲンがどんどん体外に流出していると言えます。骨粗しょう症や骨折の引き金となり、ロコモの入り口になります。

太古の昔、スクレロスチンの骨生成を抑える働きは、骨を軽量化し、からだ全体を動かしやすくするためのプログラムでした。骨が多くつくられすぎると、からだに対する骨の重量が多くなり、身動きが取りにくく、エネルギーもたくさん消費するからです。

しかし、寿命が延び、移動手段ができ、活動がそこまで必要なくなった現代社会では、骨密度を減らす要因となっています。

すなわち、丈夫な骨をつくるためには、メッセージ物質からの「骨をつくるな」よりも「骨をつくれ」が多ければよいのです。

「骨をつくれ」というメッセージ物質は、骨に刺激を与えることによって生成されます。簡単に実践できるのは、運動です。

医学的意味でのストレスとは「物理的な刺激でからだの今の状態を変化させること」を指します。骨に適度な負荷・圧力がかかると、〝今の状態〟を改善するためのストレスとなります。骨をつくる細胞が活性化し、カルシウムが骨に沈着しやすくなります。

しかし、たくさん鍛えたからといって必ずしも健康になるわけではないことは、最近の研究でわかってきました。間違った姿勢で過度なランニングに励んで軟骨をすり減らしたり、関節に負担がかかって炎症反応が起きると活性酸素が増え、からだが「さび」ます。すなわち老化を早めます。

適度なトレーニングを心がけたいわけですが、その前に大事なのが「正しい姿勢」です。

間違った姿勢は、それだけで負荷になります。正しい姿勢とは、見た目にいい姿勢でもラクな姿勢でもなく、からだの重心が理想的なポジションにある状態です。重心がからだの中心と一致することで、不必要な重力を受け流せるのです。

壁はいつでもどこでも地面に対して垂直なので、壁に沿って姿勢を合わせることで重心を前後にぶらさない正しい姿勢が手に入ります。術後や疾病を抱えていても壁立ちなら簡単に実践できます。

当院では壁立ちで正しい姿勢を身につけ、ヒールレイズや重心移動エクササイズを加えることでよりスクレスロチンの分泌を抑制する効果が高まったと推察しています。

若返りホルモン②　オステオカルシン

ここまでの説明だけを聞くと、骨がロコモ予防に重要なことはわかるものの、「骨を鍛えなくても代わりにからだを支えられる金属を入れても同じなのでは？」と思われるかもしれません。しかし、骨の機能はまだまだそれだけではありません。

最近の研究で、骨はからだを若々しく保ち、あらゆる臓器の生命活動を守り、コントロールするホルモンを分泌していることがわかってきました。骨ホルモンは、免疫機能、脳の働き、筋肉の増強、生殖機能を活性化します。若さのマスターホルモンとされる成長ホルモンに類似した働きです。

骨はほかのからだのパーツ同様「生きている」組織なのです。骨の中にも血管、リンパ管、神経が存在しています。外部からの刺激によって骨ホルモンを分泌し、からだ全体に作用するのです。

近年、注目を浴びている骨ホルモンが、骨芽細胞から分泌されるたんぱく質であるオステオカルシンです。若返り物質を放出させるメッセージ物質として、臓器にさまざまな影響を与えています。

破骨細胞が骨の表面に貼りつき、骨を溶かします。その後、骨芽細胞が新しい骨をつくることで溶けた隙間が埋められます。カルシウムがより硬い骨をつくろうと接着するときにオステオカルシンが産生されます。

産生されたオステオカルシンは、全身の血管を巡りホルモンのように全身のバランスを整えます。

具体的な効果として、まずインスリンの分泌を増やします。すると、糖・脂肪の分解と吸収が促進され、筋肉に効率よくエネルギーが与えられるために運動能力・筋力が向上します。さらに精巣に作用して男性ホルモン・テストステロンを増加させる作用もあり、精力を高めます。

また、脳の海馬の神経細胞を活性化し、記憶力を向上させます。

骨には造血作用があると聞いたことがある人も多いのではないでしょうか。胸骨や脊柱の骨髄では、血液成分の赤血球、血小板、白血球がつくられます。白血球は免疫細胞と呼ばれ、体内に異常がないかパトロールしたり、侵入してきた異物（菌）を排除したり、異物を記憶して抗体をつくるメモリー細胞に指令を出す働きをもっています。

骨のもつ造血作用を考えれば、骨が健康なら血液から産生される免疫細胞もよく働くことがわかります。すなわち、骨を強くするオステオカルシンによって免疫力も高まるのです。

このようにオステオカルシンには、さまざまな健康効果があります。現代医学が警鐘を鳴らしているフレイル、サルコペニア、ロコモを予防・改善する有効な手立てと言えるでしょう。

骨ホルモンのキーポイントは姿勢

オステオカルシンは、どうすれば増やすことができるのでしょうか？　骨細胞を活性化させる秘訣はストレスでしたね。重力のストレスを正しく加減することで、圧負荷で生じる電圧変化（ピエゾ電位）が骨ホルモンの分泌を促進させます。

「なんだ。そんな簡単なことでいいのか」と安心されたでしょうか？

ここでも鍵となるのが「姿勢」です。

「はじめに」で述べたように、重力はつねに物体に対して垂直にかかっています。人間を含めた地球に存在するすべての動物は、重力から身を守るために骨という形態をもち、重力に抗いながらからだを支え、自由に動けるフォルムを進化の過程において築いてきました。

正面から見ると、重心線が頭の真上から丹田を通って両足の中心を通るラインに一直線。側面からでは、耳たぶ・肩・足の付け根の骨・外くるぶしが一直線になる姿勢です。

このラインが骨に対して適度の刺激を与え、骨ホルモンの分泌を促し、痛みや不調を治していくのです。

重心ラインがずれて立つと、およそ体重の1・5倍の負荷が腰にかかると言われています。

腰を傾けた前傾姿勢だと筋肉は継続して運動をおこなっている状態であると誤作動を起こし、筋繊維を増幅させて筋肉繊維内の血管を圧迫し、血流が悪くなります。血液内の骨ホルモンは標的とする細胞や器官の修復や維持が

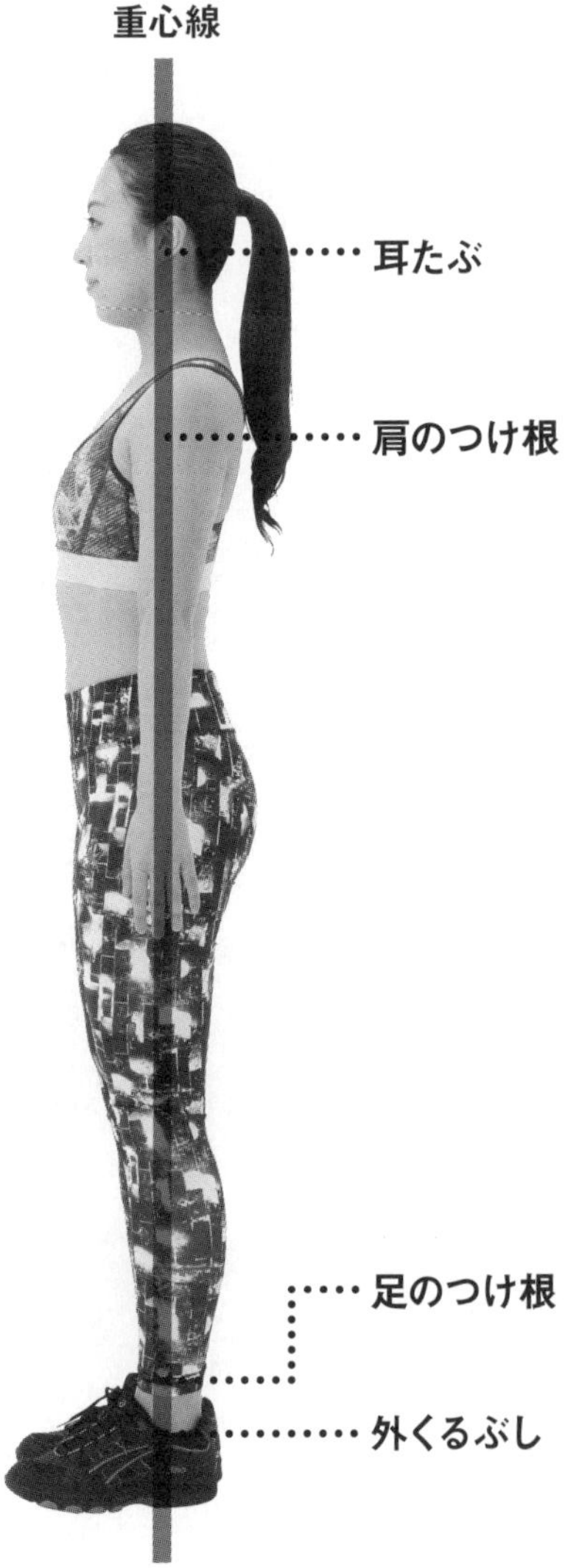

できません。姿勢の重心ずれ（悪い姿勢）が原因で、炎症や故障が起こるばかりか、細胞がアポトーシス（細胞死）する要因になります。

姿勢の乱れによって、骨からのホルモンだけでなくあらゆる神経伝達物質が遮断され、痛みや不調を治せずさまざまな病気につながってしまうのです。私たちの不調は、不適切な体重負荷によるものです。骨ホルモンを細胞に届けるためには、運動よりもまず「歪んだ姿勢」を正すことが大切です。

〈2〉壁立ちで骨格筋も強くなる2つの理由

高齢者が注意したい筋肉の廃用症候群

骨と同様にからだを支え、動かす組織があります。筋肉です。一生歩けるからだになるためには、骨の上に乗っている筋肉の話を抜きには語れません。

「高齢になり、転ぶのが怖くて歩けなくなった」

こう話される方も当院にはたくさんいらっしゃいます。足がもつれて転びそうとなったときに、筋力が弱いと踏ん張ることができず、転倒してしまうのです。

じつは高齢者に限ったことではなく、若い年代でもこうしたケースと同様の筋力低下が起こっており、転倒での骨折は十分ありえます。

しかし、高齢者の場合は回復力が若い年代よりも低いため、骨折が原因で長期に活動量が少なくなると、筋肉の廃用症候群となる恐れがあります。そこから衰えが始まって、寝たきりに突入してしまうことも多いのです。

まずはからだの状態をしっかりと把握しましょう。骨については、骨密度測定や血液検査などで骨量や骨ホルモンの分泌量が自分の年齢の平均より低いか高いかがわかります。

筋肉については、整形外科では主要な筋を徒手筋力テスト（ＭＭＴ）で5

段階評価し、握力テストや運動能力も数値で検査します。

「酸化ドミノ」を防ぐ運動

筋肉は筋線維という細胞が集まって形成されています。ですから、筋肉量を維持・増加させるためには、筋線維を増やせばいいのです。筋肉を増やすことで、血液循環もよくなりますし、呼吸機能も高まります。

しかし、筋肉は骨の細胞のようにコピーをつくって分裂するような増え方はしません。負荷がかかるトレーニングをすることで筋繊維に傷がつき、その傷を修復する繰り返しで筋肉量が増していくのです。

筋肉が増えるメカニズム

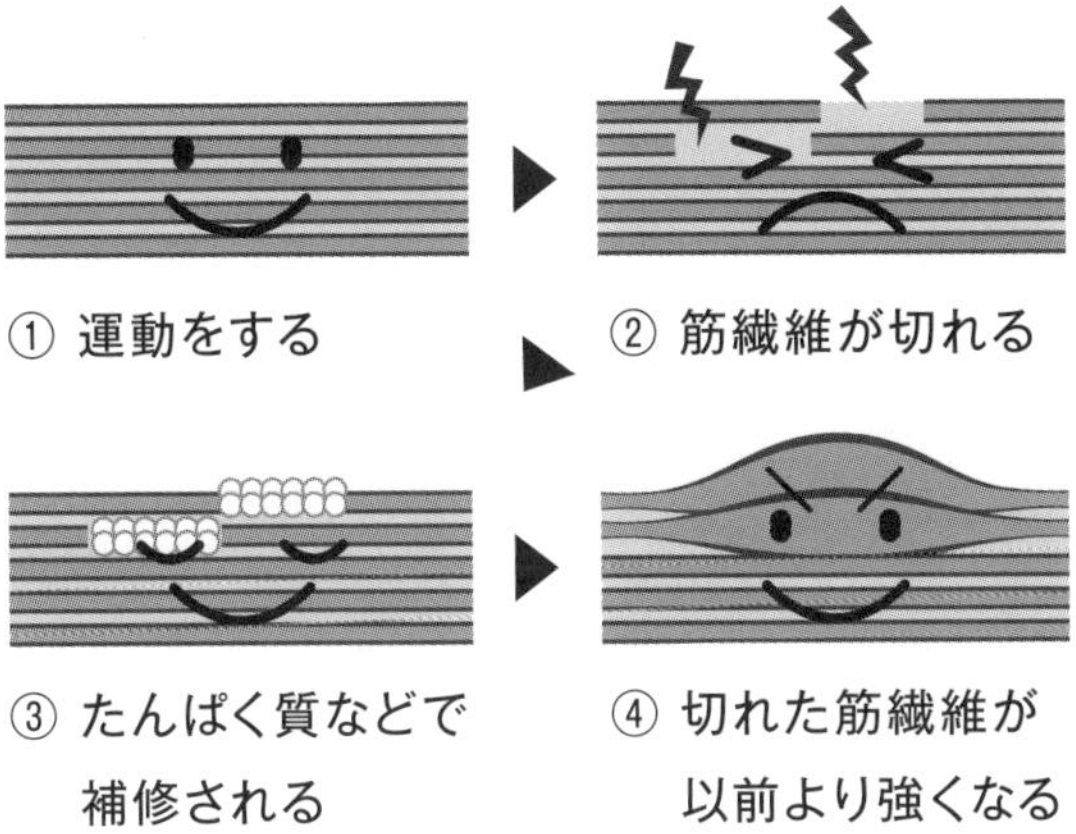
① 運動をする
② 筋繊維が切れる
③ たんぱく質などで
補修される
④ 切れた筋繊維が
以前より強くなる

では、転倒防止のために筋トレをやればいいのかというとそうではありません。もちろん代謝が上がり、血流がよくなれば、自律神経の動きも活性化し、体温も免疫力も上がるので、からだは一気に元気になったように感じるかもしれません。

しかし、筋肉が重くなりすぎるとそのからだをコントロールするためのエネルギーもまた必要になってきます。より多くのエネルギーを生産するためには細胞内酸素も多く使うので、主要臓器を優先すると、どこかで酸素不足が発生し、活性酸素が発生してくるかもしれません。

活性酸素が体内に溜まると、細胞が酸化し、細胞内に栄養を取り込むことや老廃物を細胞外に排出することができなくなります。それだけでなく細胞の構成に必要な脂質・たんぱく質・酵素・DNAが正しく作用できなくなり、細胞自身を変異させ、死滅させます。

酸化を促進させることは老化と等しく、免疫・炎症などを起こしやすくします。骨同様、ここでも運動も過剰にする弊害の話が出てきます。

過度な運動で生じる活性酸素は自律神経も酸化ストレスに追い込むので、脳を混乱させることにつながります。自律神経は心肺機能や体温、脈拍を調整し恒常性を維持するのが仕事です。

つまり、健康に良かれと思った運動で脳疲労を起こし、呼吸や内臓の働きを落とし、代謝酵素や自律神経の異常反応を引き起こす「酸化ドミノ」を進めることになります。

適度な運動とは、活性酸素の発生を最小限にとどめるものです。壁立ちは全身の筋肉にソフトな負荷をかけて、毎日無理なく継続できる打ってつけの運動です。

酸化ドミノを起こさず骨格筋を強くするばかりか、次に述べる骨格筋ホルモンの分泌も促します。

魔法の骨格筋ホルモン……マイオカイン

内科学会でも運動は心臓など循環器障害の改善になると言われています。糖尿病療養指導士は運動療法を中心的な治療法と捉えています。ほかにも、整形外科疾患はもちろん、がん、アルツハイマー、うつといった現代病とも言える病気も運動療法で軽快するといった論文も多数発表されています。

骨と同様に筋肉もからだを動かすためだけの組織と思われがちですが、じつは骨格筋からも生理活性物質が分泌されていて、さまざまな健康効果が認められています。

人間の身体にはおよそ400もの骨格筋があり、体重の約40%を占めています。この骨格筋からマイオカインというメッセージ物質が分泌されていることを、2006年にコペンハーゲン大学のDr.Bentte Klarlund Pedersen（コペンハーゲン大学医学部教授）らが発見しました。

マイオカインとは筋肉から分泌される生理活性物質・ホルモンの総称です。骨格筋がホルモンを分泌するということは、「筋肉が人体最大の内分泌器官」の意をもつということになります。

まだまだ未知の領域のものも多いのですが、骨格筋ホルモンは次々と発見され、２０１６年だけで１００本以上の研究論文が発表されました。

マイオカインにはがん細胞の増殖を抑制したり、うつ症状を改善する効果が見られるなど、従来のからだを動かすことで得られる健康効果の概念を大きく覆す新発見が相次いでいます。

筋肉から分泌されるマイオカインには、ＳＰＡＲＣ、インターロイキン、アイリシン、アディポネクチン、カテプシンＢなどの名前が上がっており、これらは筋肉自身にはもちろん、大腸、肝臓、腎臓、脳などのさまざまな臓器にまたがる影響力のあるホルモンとして、近年研究が盛んにおこなわれています。

いくつか効果のわかっているマイオカインについてお伝えしますと……

SPARC：大腸がんのがん細胞をアポトーシス（細胞死）に導かせる

インターロイキン：糖尿病や肥満を制御し、免疫を正常する

アイリシン：脳の認知機能の回復

アディポネクチン：海馬に働きかけ記憶力を回復する

カテプシンB：海馬の神経細胞の再生

このほかにも知られざる健康効果があるのではないかと研究されています。医療では、筋肉をつけて代謝を上げることで老化を抑制し、運動が困難な人に向けた「エクササイズ・ピル」の研究開発もおこなわれています。

また筋肉の細胞は、電気刺激を与えると収縮運動し、マイオカインを分泌するとの研究も発表されており、医療用・家庭用のＥＭＳ（電気マッサージ器）の新たな価値として、マイオカインの効果が訴求されるかもしれません。

筋肉からのメッセージ・マイオカインの効果を簡単にまとめると以下のようになります。

・筋肉をつける
・骨をつくる
・抗炎症
・免疫機能を上げる
・老化予防
・脂肪を減らす

・糖質を減らす

これらのさまざまな効果は、成長ホルモンの働きと似ています。ただし、マイオカインはその特徴から、ほかのホルモンと異なり、画期的であると期待されています。それは活動によって生成されることです。

一般的なホルモンは一生に出る分泌量が決まっており、加齢とともに分泌量が低下していきます。しかし、マイオカインは運動をおこなうことで分泌されるので、生涯変わることなく自分で分泌量をコントロールできる可能性をもっているのです。

マイオカインを増やす3つのポイント

マイオカインは運動によって分泌されると述べました。運動時に注意してもらいたいポイントが3つあります。

1つ目は、これまで述べてきたことと同様、その日だけがんばって激しい運動をするよりも、毎日継続してソフトな運動をすることです。効果的なマイオカインの分泌には「ソフトな運動の継続」が鍵になります。

2つ目は、運動の部位です。マイオカインは足の大腿四頭筋や下腿《かたい》三頭筋《さんとうきん》といった下半身の筋肉を使うことで分泌されるので「下肢の運動量」がポイントになります。

3つ目のポイントは、「筋肉量の増加」です。先に述べたとおり筋肉は筋線維を傷つけることで大きくなります。筋肉に負荷がかかり、傷ついた筋線維をたんぱく質で修復する過程でマイオカインは発生するため、ある程度は筋繊維を増やせる運動が必須です。

こう言うと、1つ目のポイントを忘れがちになってしまうのですが、無理な筋トレは不要。今まで使っていなかった筋肉を適度に動かしさえすれば、筋肉に適度な刺激を与えられます。

加齢に伴う筋肉の量と質の変化

筋肉量は30歳を過ぎて運動をしない状態だと毎年1％減少します。加齢とともにもっとも筋肉が低下する部位は下肢です。太ももやふくらはぎの筋肉がいちばん早く衰えます。

しかし、筋肉は年齢を超えていくつになってもつけていくことが可能で、筋力の少ない高齢者の人でも壁に沿って姿勢をポージングするだけなら取り組んでいただけます。

最初は、直後から筋肉痛があるかもしれません。継続していくうちに2週間も経過すると生活のなかでできなかったことができるようになったり、足取りが軽くなるといった効果を実感することができると思います。

また、筋肉の質も加齢によって変化します。遅筋と速筋という名前を聞いたことがあるでしょうか。これは骨格筋の中にある筋線維の種類です。

遅筋繊維は筋の収縮速度が遅く、瞬間的な力は少ないですが持久力があります。

速筋繊維は筋の収縮速度が速く、瞬発力が大きい一方、疲労しやすいのが特徴です。

マラソンが得意な人は遅筋タイプ、短距離走が得意な人は速筋タイプ。しかし、年齢によっても筋線維の構成比は変わりますし、足の運動量によっても変わります。若いときには速筋線維が多かった人でも、遅筋が多くなると動作や歩くのがゆっくりになったり、思ったとおりにからだを動かすことができなくなったりします。

筋肉の質を変えるには、ハードな筋トレや体操は必要ありません。立つ歩く座るといった日常動作だけでも活動量となり、筋肉の質は変わってきます。その要が姿勢です。

壁立ちは、全身の筋トレになり、とくに足の大腿四頭筋や中臀筋が鍛えられ、姿勢がよくなるので日常動作の運動効果が上がるというよいサイクルを回せるのです。

〈3〉壁立ちで神経伝達をよくして動けるからだに

足がもつれて転びそうとなったとき、パッと手が出て転ばなくてすんだり、目の前に飛んできたボールをサッと避けることができたり、ボールペンがテーブルから落ちると同時に空中でキャッチしたり……。こうした反射神経でからだを動かせると転倒や怪我を回避できます。動けるからだにはとても必要なものです。

横断歩道を渡るだけでも、脳は信号の変化を確認し、横断歩道の状況を見て安全であるかを判断し、「よし渡るぞ」と意思決定をしてから、右足を前に出し、左足で地面を蹴り、腕を振ってバランスをとりながら、一定時間で信号を渡り切ろうとする。これだけの情報処理と行動を実行しています。

脳の視点からちょっと複雑に言えば、視覚で情報をとらえ、その情報に基づいて大脳皮質の運動野で運動指令が出て、脊髄に向かい、脊髄から末梢へ、そして神経終末まで達した指令が筋肉に伝えられ、筋が収縮し、足や手を動かし、場所を移動するということです。

歩くことは当たり前のように思いますが、正確にそして滑らかに実行されるのには非常に多くの神経を伝達する必要があります。その神経の数はおよそ100万本です。規模としても中枢神経最大の情報量になります。

さらに、シナプスとシナプスのつなぎ目になる神経細胞間にはちょっとした隙間が開いています。脳からの指令はその神経細胞間をバイクでビル間を飛び移るように、どんどん素早く飛び移っているのです。思いどおりにからだを動かすためには、脳から脊髄を通る神経の伝達が大事なのです。

背骨の中には脊髄に出入りする計31対の末梢神経があり、大きくは3つに分けられます。

大脳からの指令を筋肉に伝えてからだを動かす運動神経、皮膚や筋での感覚を脳に伝える感覚神経。そして内臓を動かし、循環、体温、消化などの恒常性維持に関わる自律神経です。

人間が環境に対して順応していくホメオスタシス（＝恒常性の維持）という力は、自律神経に依ります。自律神経は呼吸や心肺機能、血圧、体温の調節、内臓の働き、胃酸の分泌など全身の機能をコントロールしています。

壁立ちをおこなっている多くの方が、姿勢がよくなるだけではなく、日常生活での複雑な動きができるようになったり、人前に出ることに気後れしなくなったり、記憶力や物覚えまでよくなっています。姿勢を正し、背骨の自然なS字カーブを取り戻したことで脊椎への不要な圧迫が減り、神経が本来の力を発揮したことが一因と考えられます。

体験者の声から、壁立ちによる神経伝達の向上効果は十分に期待できると思っています。理由は3つあります。

1. 壁立ちで、背骨の歪みがなくなると、背骨の中にある脊髄の神経経路の通りや血流が改善します。運動指令から筋収縮まで、骨・筋肉・神経といった運動器の連動がスムーズになる。

2. 壁立ちの運動刺激が筋骨に与えられることで、骨の神経伝達物質であるオステオカルシンや筋肉の神経伝達物質であるマイオカインに作用し、神経伝達物質の量が増える。

3. 姿勢がよくなると背中の筋肉・血管・リンパ管への圧迫がなくなるので、活性酸素や酸化ストレスが減少し、神経細胞が活性化する。

からだはプラスのスイッチを押すと、ドミノのようにどんどんよくなっていきます。しかし、自己流に姿勢を整えると、からだのどこかに偏りが出るかもしれません。壁での姿勢チェックによっていつも同じ状態を再現することが、安定した結果につながります。

次ページから具体的なエクササイズの方法をご紹介しましょう。

第 3 章

夜寝る前の1分壁立ちエクササイズ

姿勢癖別

4つの「壁立ち」改善エクササイズ

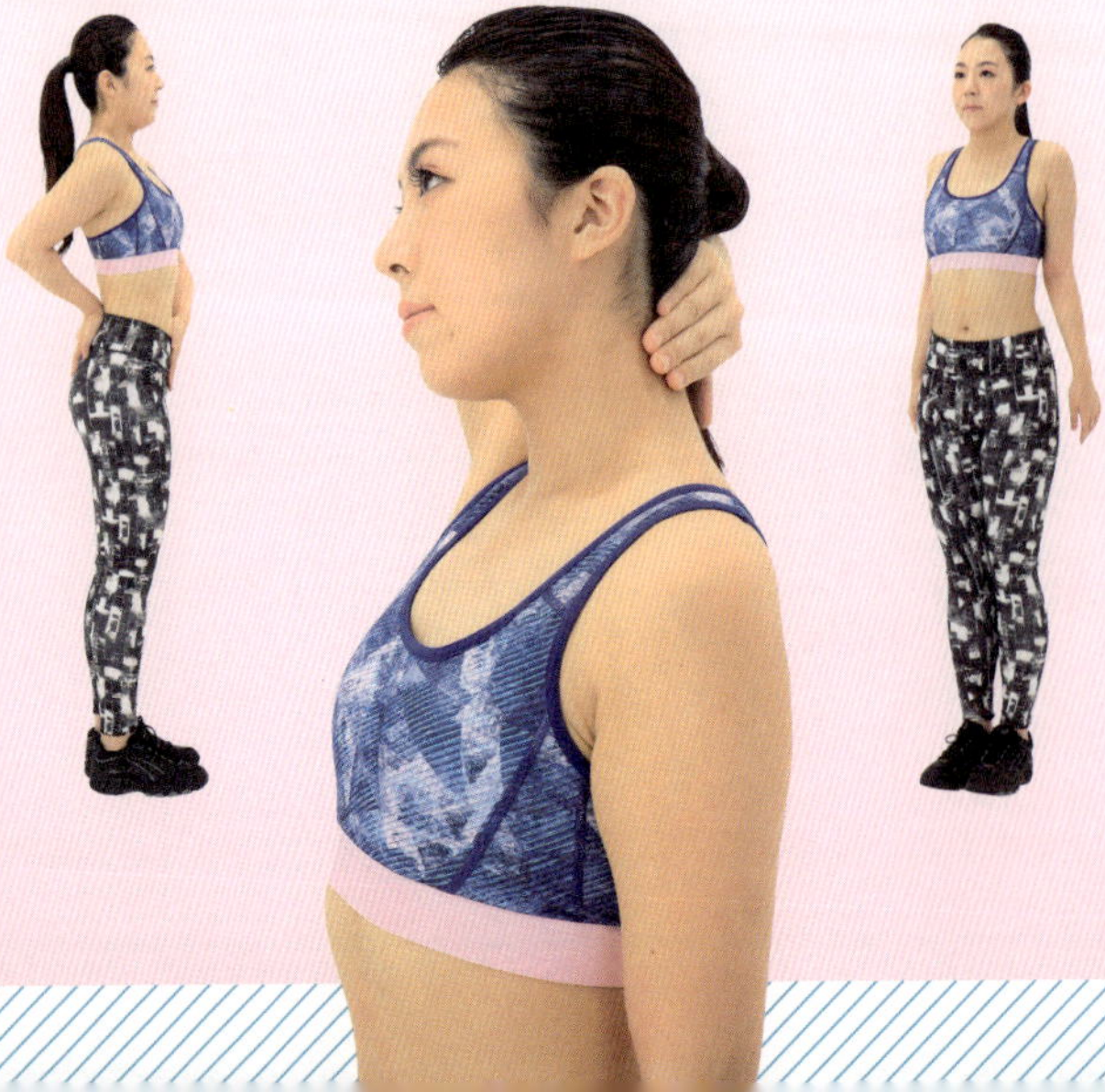

第１章と第２章で姿勢が健康の基盤にあることがわかりました。正しい姿勢とは「堂々とした」「かっこいい」などの見た目に関わる問題だけではないのです。

姿勢さえ正しくなれば、特別な運動・トレーニングなしでも私たちは天寿を全うする日までしっかりと歩くことができます。

しかし、どんな人でもからだの使い方に癖があり、その癖が姿勢の歪みとなり、不調につながります。何歳になっても自らの足で歩ける正しい姿勢、すなわち癖がない、重力の負担を受け流す姿勢は身につけることができます。

人生１００年時代、「壁立ち」でセルフメディケーションン、つまり自分の力で不調を治すケアを始めましょう。

Section 1

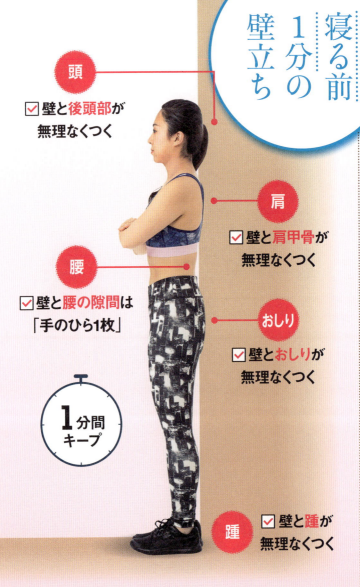

寝る前1分の壁立ち

頭

☑壁と**後頭部**が無理なくつく

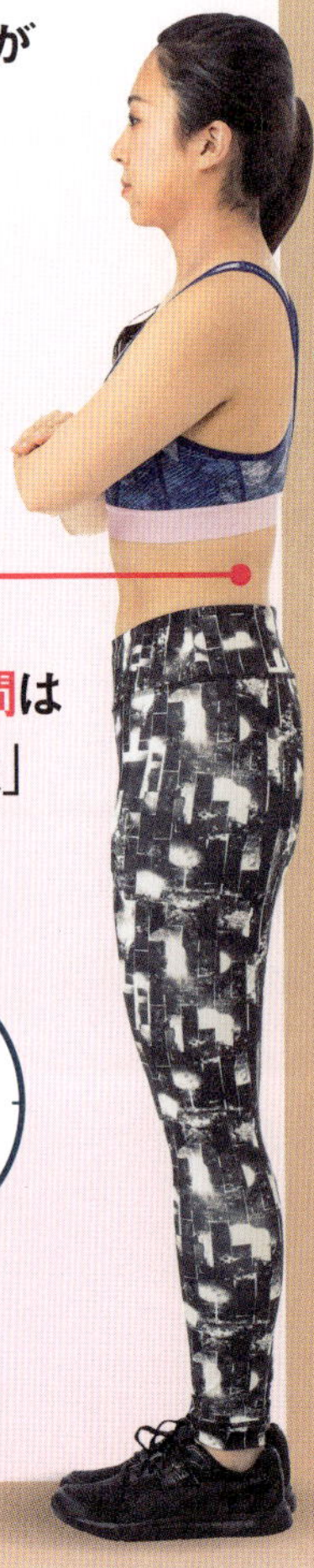

肩

☑壁と**肩甲骨**が無理なくつく

腰

☑壁と**腰の隙間**は「手のひら1枚」

おしり

☑壁と**おしり**が無理なくつく

1分間キープ

踵

☑壁と**踵**が無理なくつく

壁立ちの実践方法

1. 姿勢のセルフチェックをおこなう

壁立ちをおこなったとき、いずれかに
当てはまる項目がないかチェックしましょう。

- ☑ **壁に「後頭部」がつかない**
- ☑ **壁に「肩甲骨」がつかない**
- ☑ **「腰」と壁の隙間が開きすぎる。もしくはほぼ開かない。**

2. タイプ別にエクササイズをおこなう

1.で当てはまった人は次ページからの
タイプ別エクササイズを週3〜5日をめざして実践し、
姿勢を矯正してください。

3. 寝る前に1分間壁立ちをおこなう

①両踵を壁につけてつま先を揃えて自然に立つ

②目線はまっすぐ前を見た状態で、後頭部・肩甲骨・おしり・踵が壁にしっかりつくように

寝る前1分間の壁立ちを
まずは2週間続けてみましょう。

短期間で効果を上げたいときはまとめてではなく、
1分間を1日5回に分けておこないます。

チェック

腰が前傾している（反り腰）

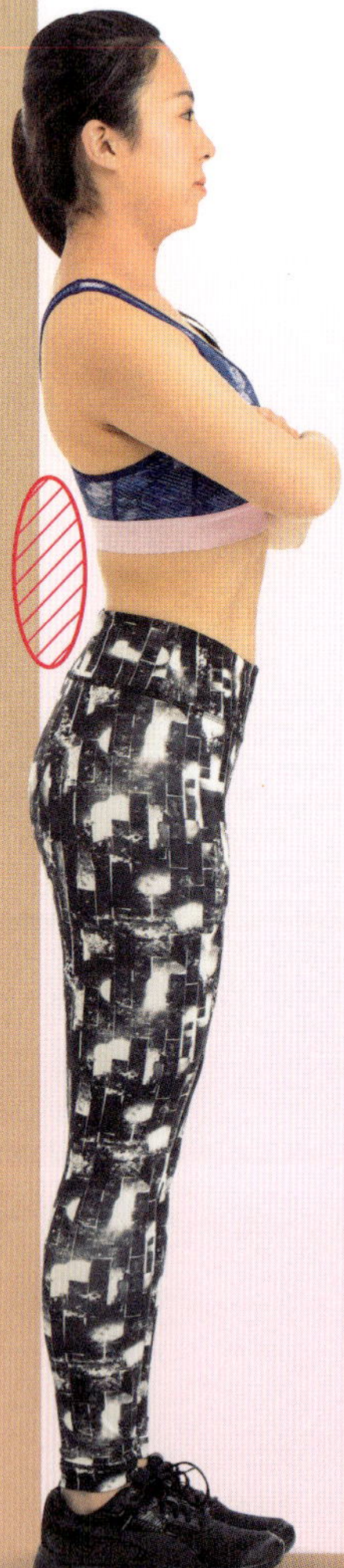

☑ 腰と壁の間の隙間が「手のひら1枚」より広い

☑ 腹筋が弱いため、骨盤が前に引っ張られている

おもな症状

腰痛
椎間板ヘルニア
脊椎分離すべり症
変形性脊椎症

エクササイズ

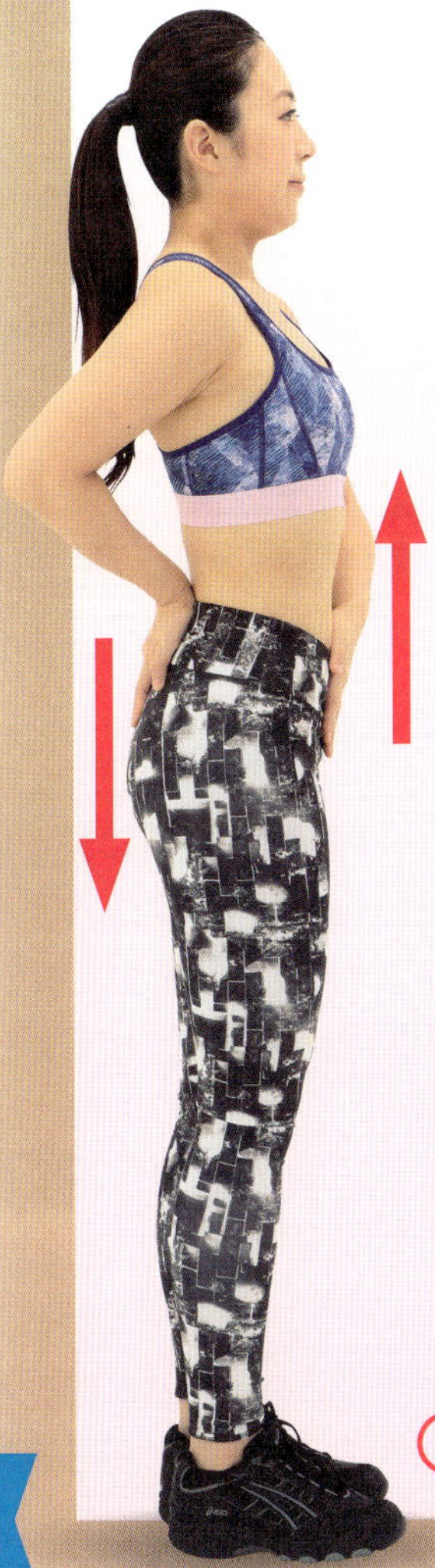

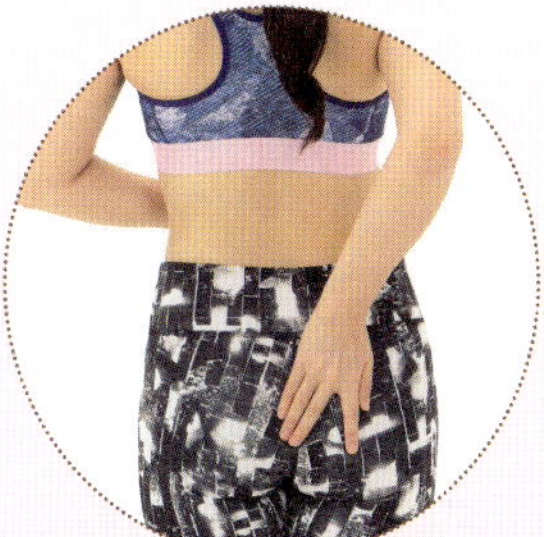

左手をおへそ下あたり（丹田）に、右手をおしりの谷間の上の骨（尾骨）に置いて、左手でお腹の肉を上げるようにスライドさせる。同時に右手中指を尾骨にひっかけて下に降ろす

！壁から一歩離れる

1日1~3回

チェック

腰が後傾している（円背）

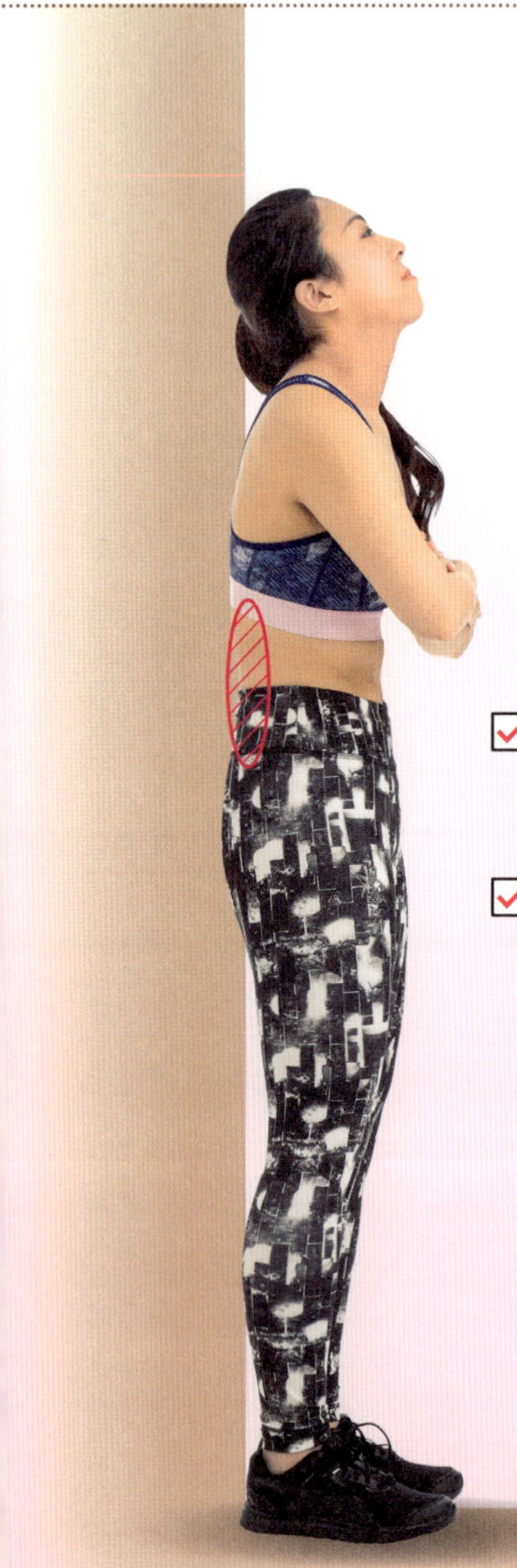

☑ 腰と壁の間の隙間が**ほぼ開かない（くっつく）**

☑ 骨盤が後ろに寝ているため、**からだの重心が後ろに**ずれて円背になる

おもな症状

変形性膝関節症

心肺・消化機能の低下

慢性疲労

エクササイズ

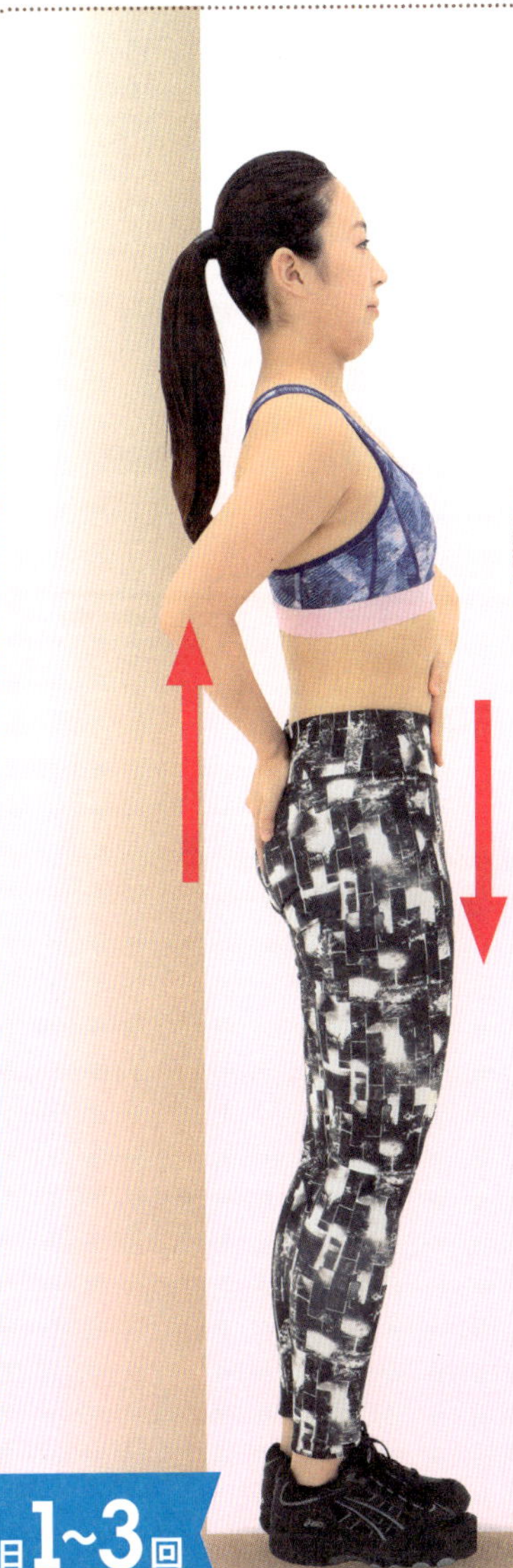

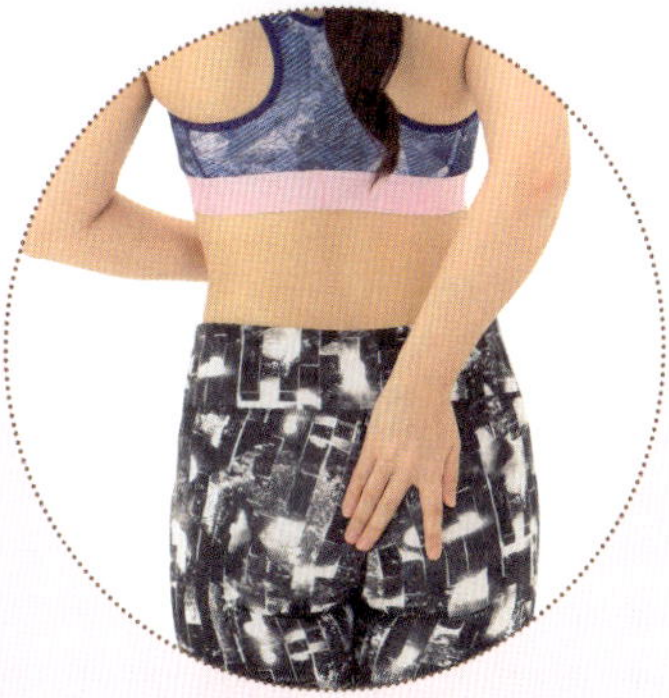

左手をおへそ下あたり（丹田）に、右手をおしりの谷間の上の骨（尾骨）に置き、左手でお腹の肉を下げるようにスライドさせる。同時に右手中指を尾骨にひっかけて上に持ち上げる

! 壁から一歩離れる

1日1~3回

チェック

壁に肩甲骨がつかない（巻き肩）

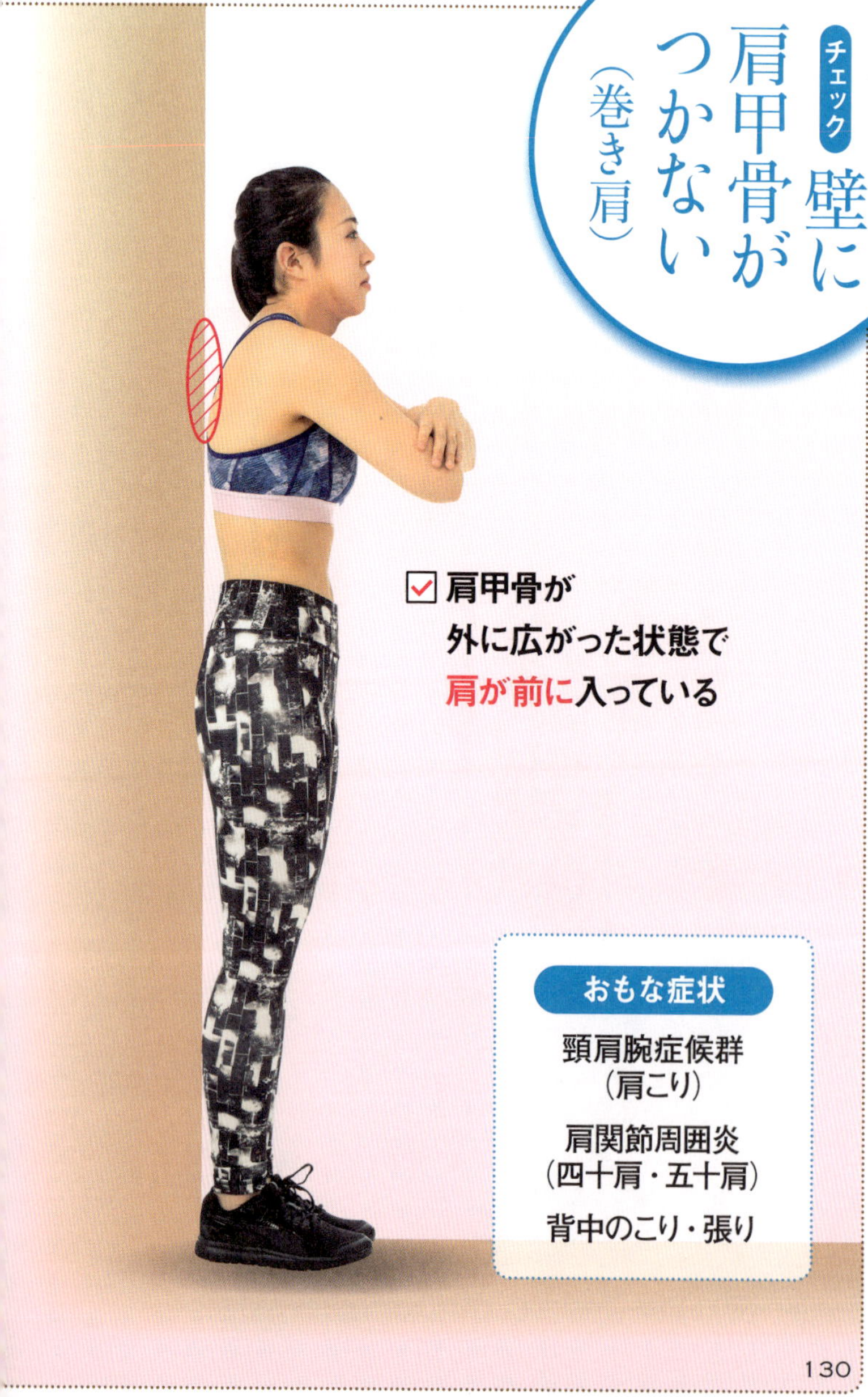

☑ 肩甲骨が
外に広がった状態で
肩が前に入っている

おもな症状

頚肩腕症候群
（肩こり）

肩関節周囲炎
（四十肩・五十肩）

背中のこり・張り

1日1~3回

エクササイズ

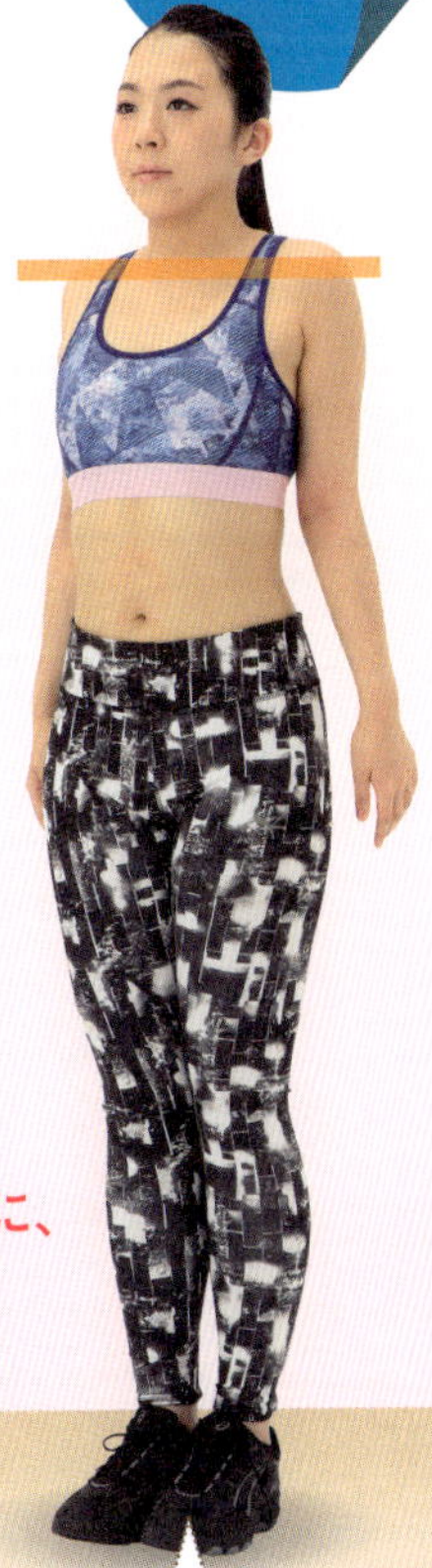

1

肩を後ろに引いて、
背中の肩甲骨を
ギュウっと中央に寄せる。

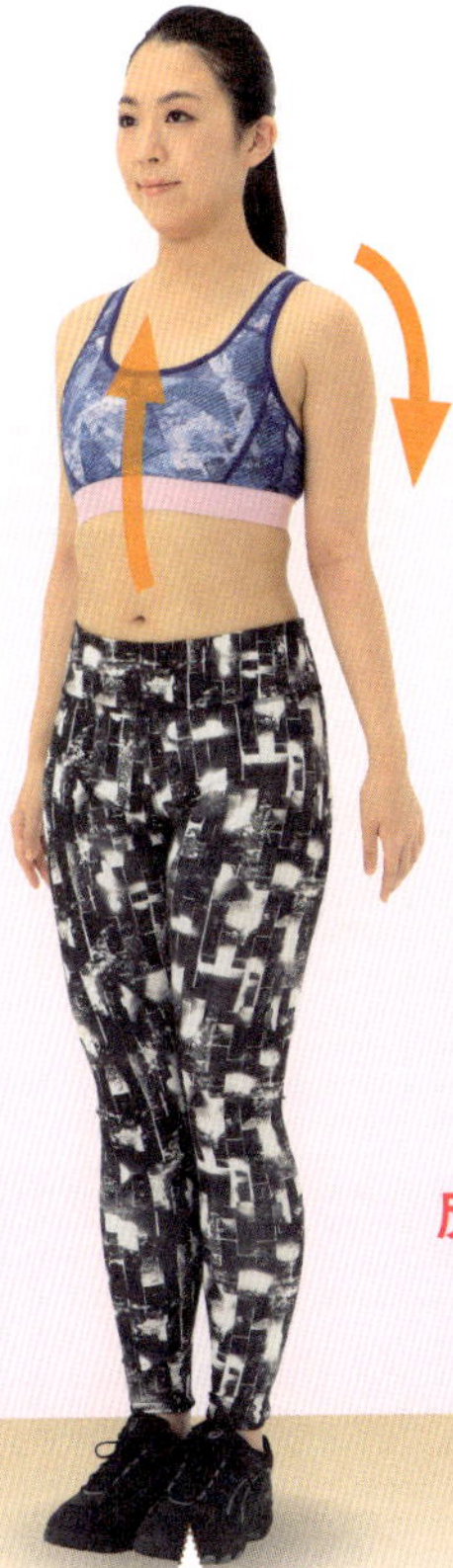

2

力を抜いて
ストンと
肩を落とす

！胸筋が伸び、
鎖骨に1本の棒が
入ったようにまっすぐになる

！腰が
反らないように、
お腹を
引っ込める

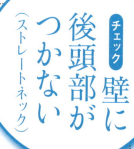

チェック 壁に後頭部がつかない（ストレートネック）

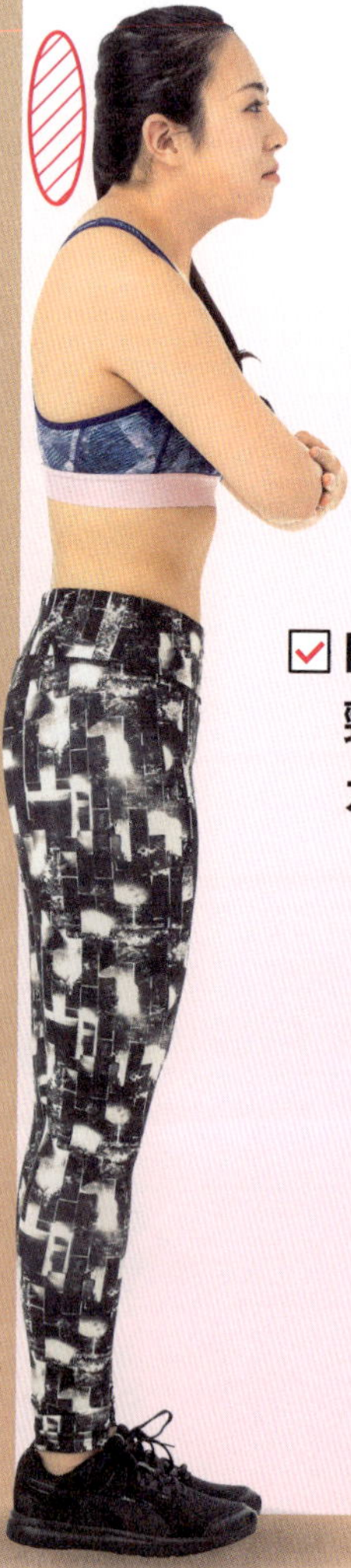

☑ 円背の場合もあるが、頸椎の生理的なカーブがなくなっている

おもな症状

首のこり

頭痛

眼精疲労

エクササイズ

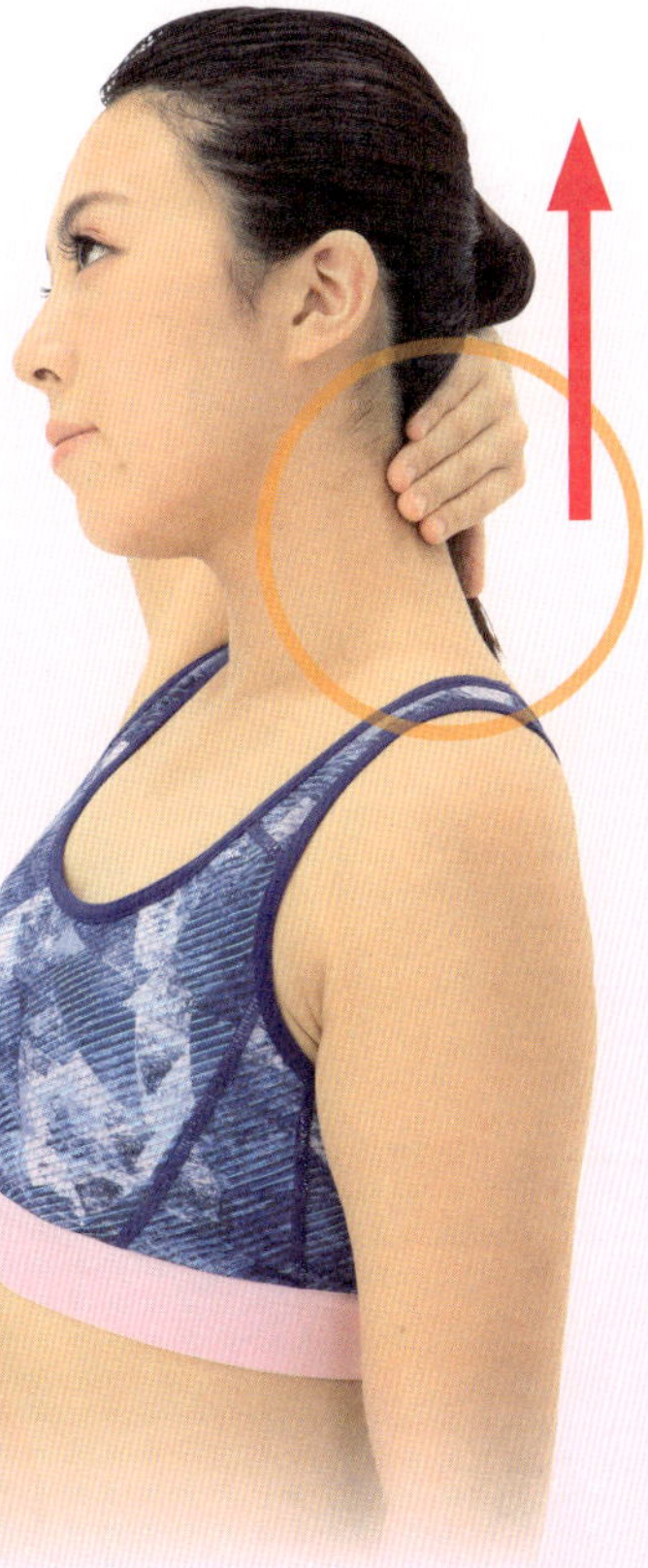

手で首の後ろの筋
（胸鎖乳突筋）を押さえて
上にできるだけ長く伸ばす。
首の前も後ろも同じ長さを目指すと、
自然に首の骨の上に頭が乗る

1日1~3回

部位別

「壁立ち」の正しいフォームづくり

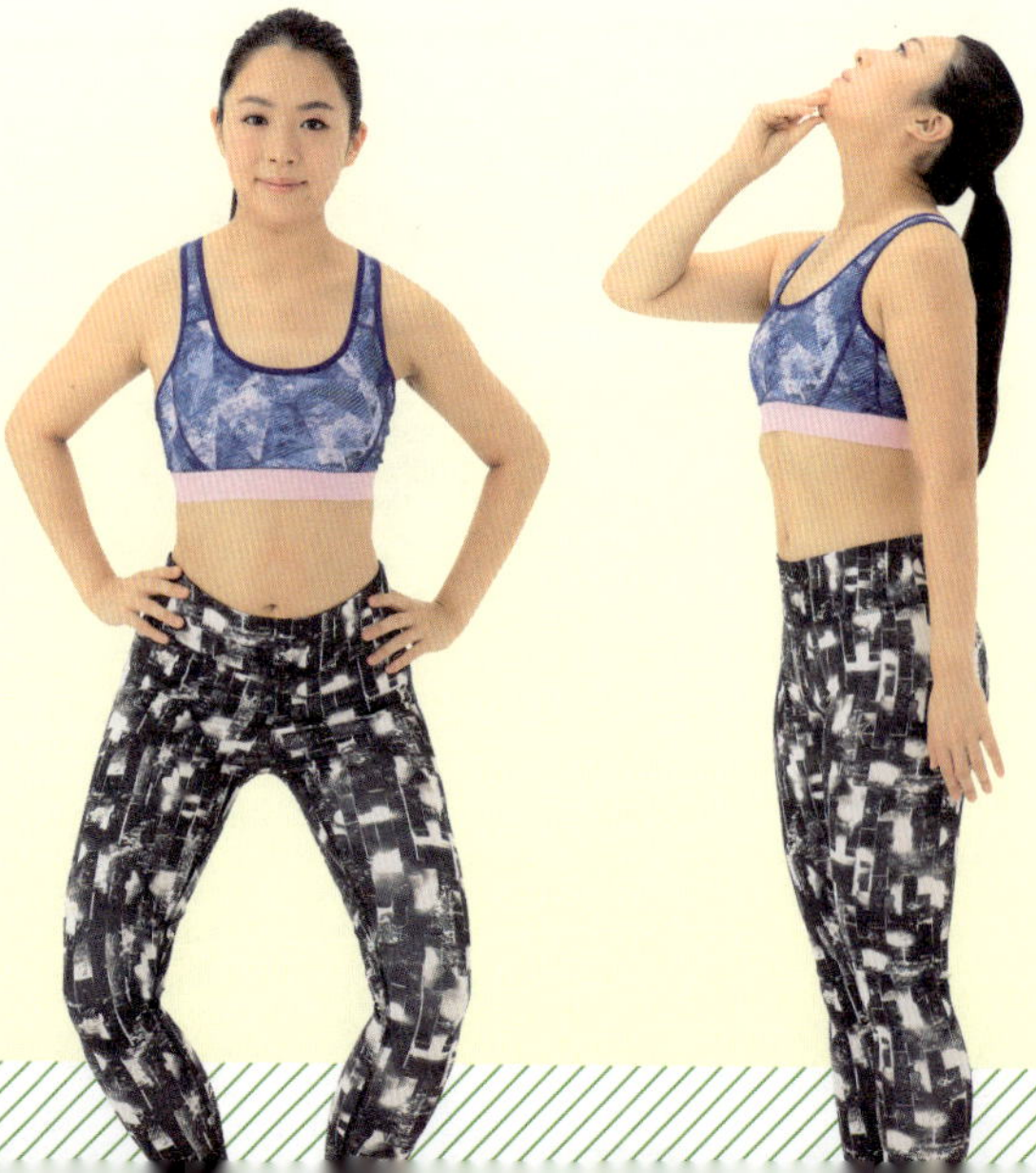

バランスが悪いからだでは、支障のある部位（たとえば腰）をほかの部位（膝や首）でバランスがとれるようカバーすることを繰り返すうちに、痛みや症状が全身に波及していきます。

全身に症状が起こり、骨や関節の変形が生じている人では、はじめから理想の壁立ちをおこなうことは難しいかもしれません。そこで、壁立ちのメソッドを首や肩、腰、踵と部位別に分解し、正しい姿勢のフォームが身につくための運動をご紹介していきます。

週3〜5日この運動を実践していきましょう。骨粗しょう症や関節に痛みがある人は、無理はしないでください。壁立ちだけでも大丈夫です。背骨のカーブを正しく戻すことで、軟骨や椎間板に適度な刺激を与え、背骨の強度を高めることができます。骨がよくなれば、関節やその上にある筋肉や神経もよい状態になり、一生歩けるからだへの一歩となるはずです。

Section 2

内側重心

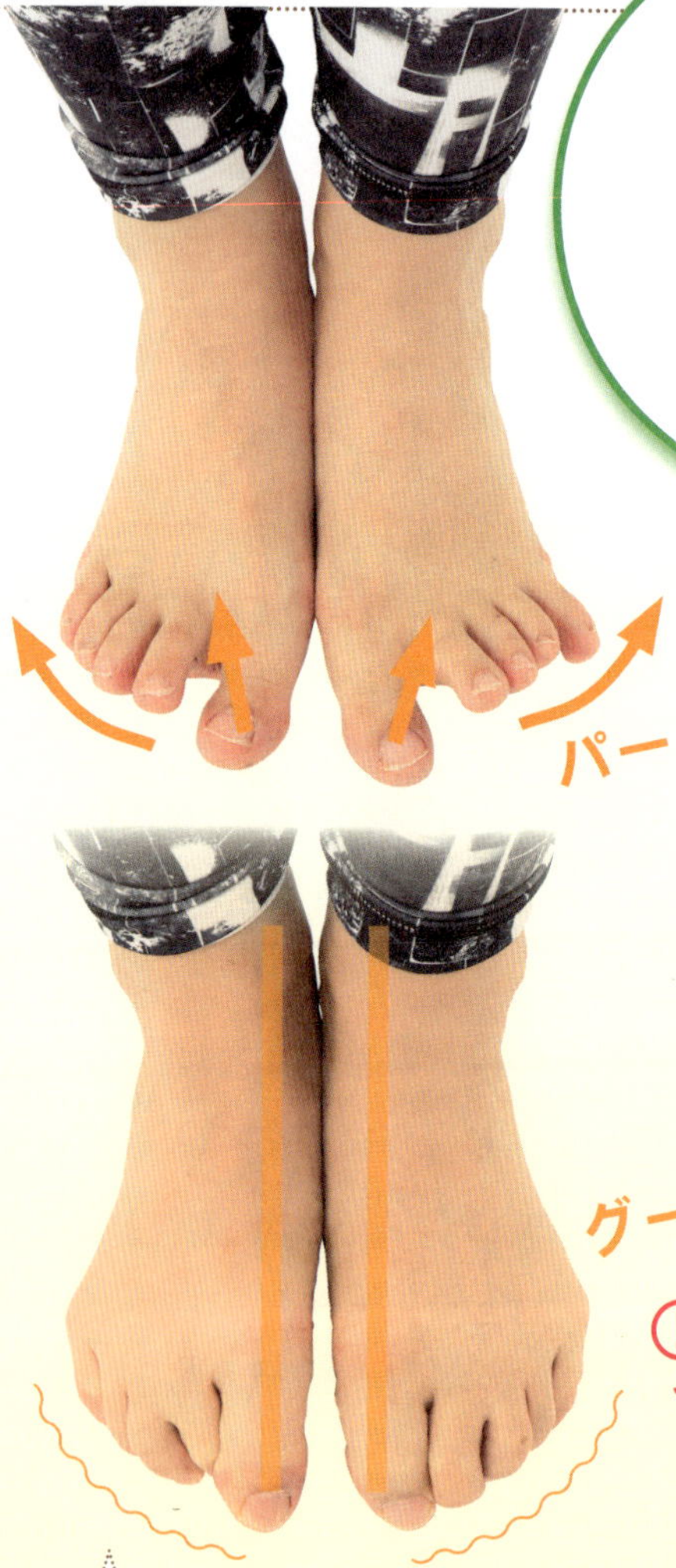

1

頭・肩・おしりは
壁につけたままで、
つま先を上げて、
指をできるだけ大きく広げる

! 親指で地面をつかむイメージで内側に体重を乗せてキープ

2

踵を離さず足の内側に
重心を置いたまま
グーパーを繰り返す。
親指からのラインに体重を
乗せることが内側重心

1日1~3回

膝・お腹・胸のリフトアップ

1日1~3回

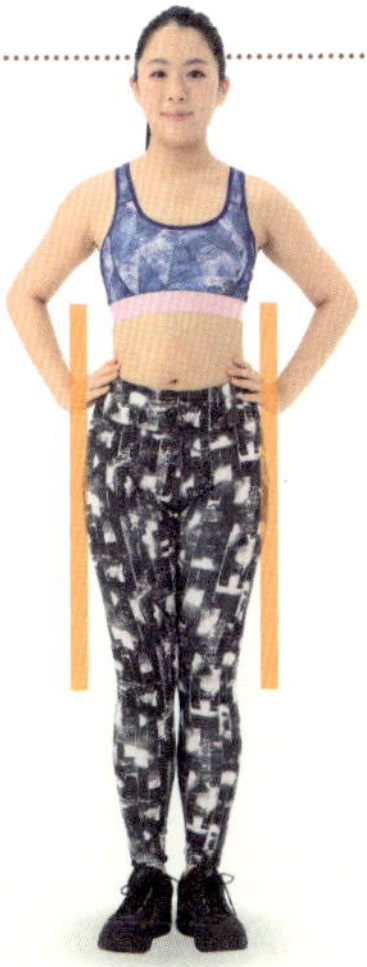

1

踵、おしり、肩甲骨、後頭部の4か所を壁につけて立つ。お腹に力を入れて腰をまっすぐ下ろす

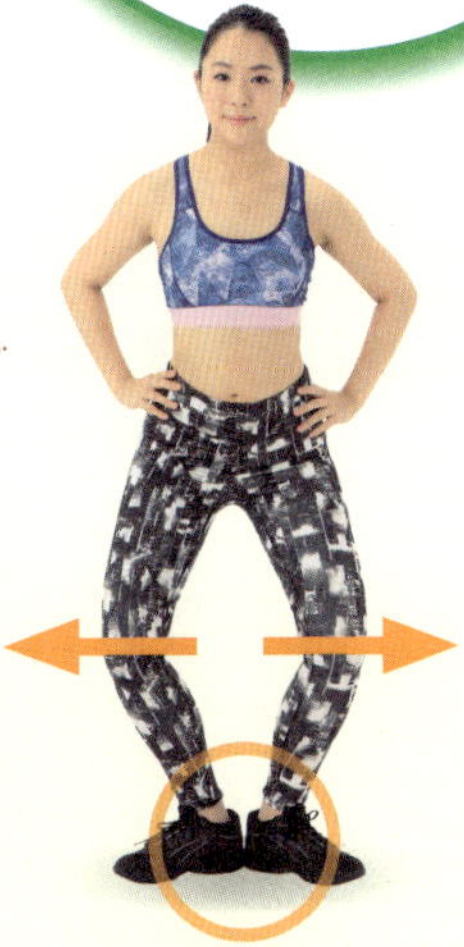

2

膝を外向きに曲げ、横に開く。両方の踵はくっついた状態

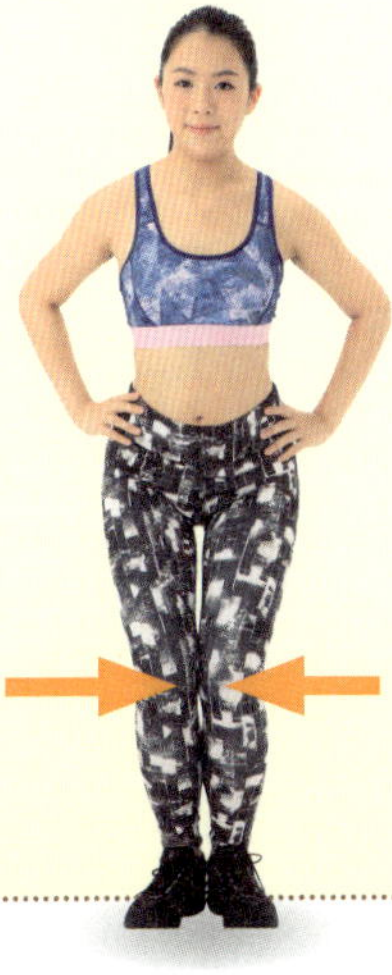

3

膝を正面に向け、膝同士をつけたまま膝裏を伸ばすと自然におしりに力が入り、お腹がへこむ

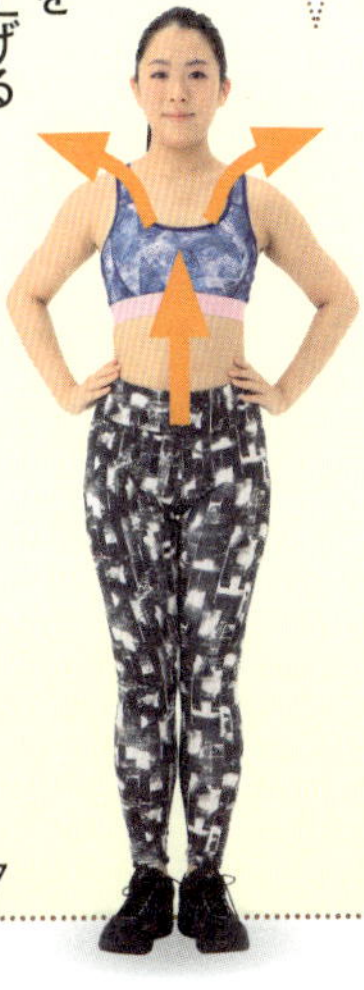

4

お腹と胸の位置を高く引き上げる

肩のリセット

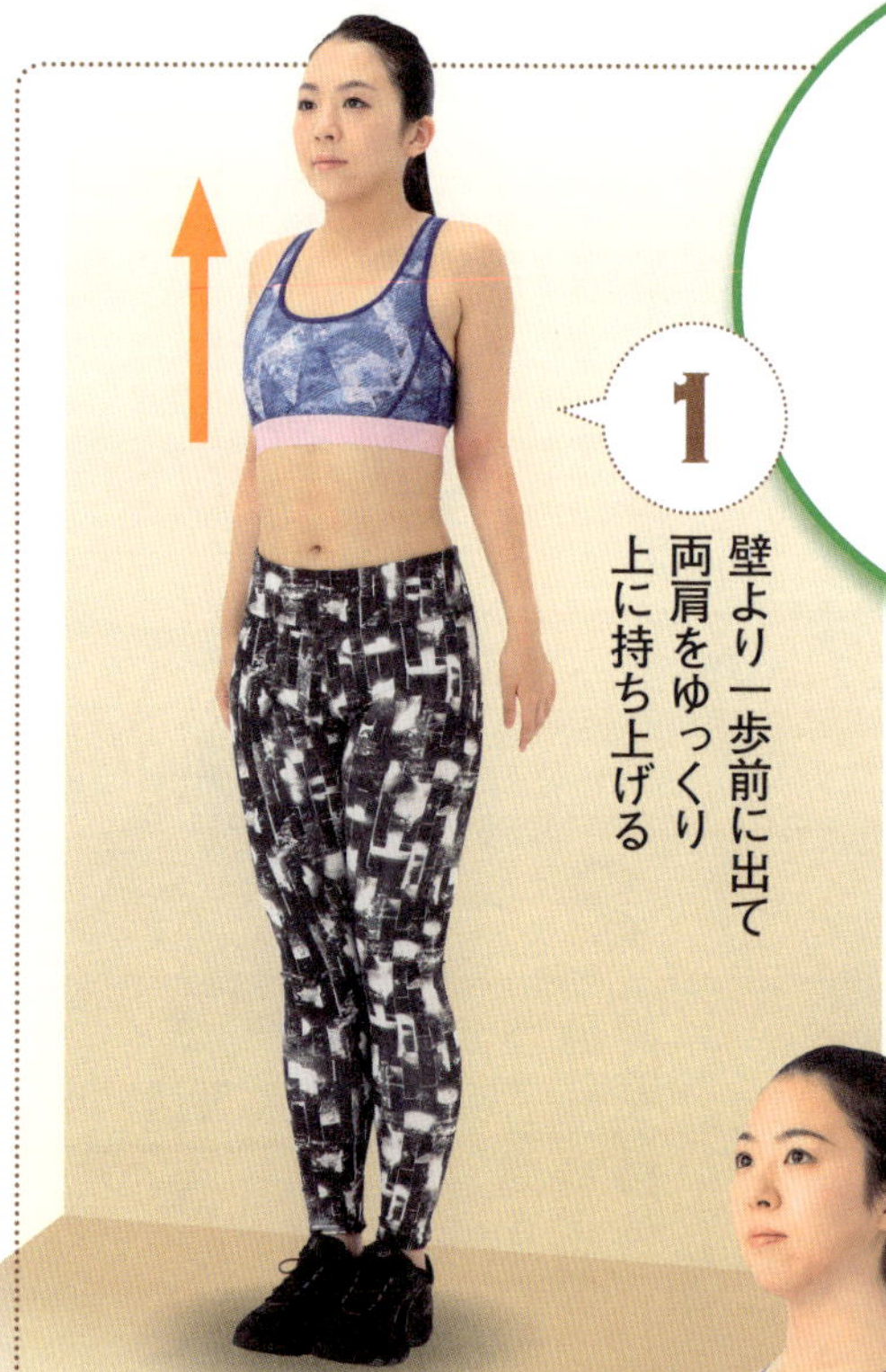

1

壁より一歩前に出て
両肩をゆっくり
上に持ち上げる

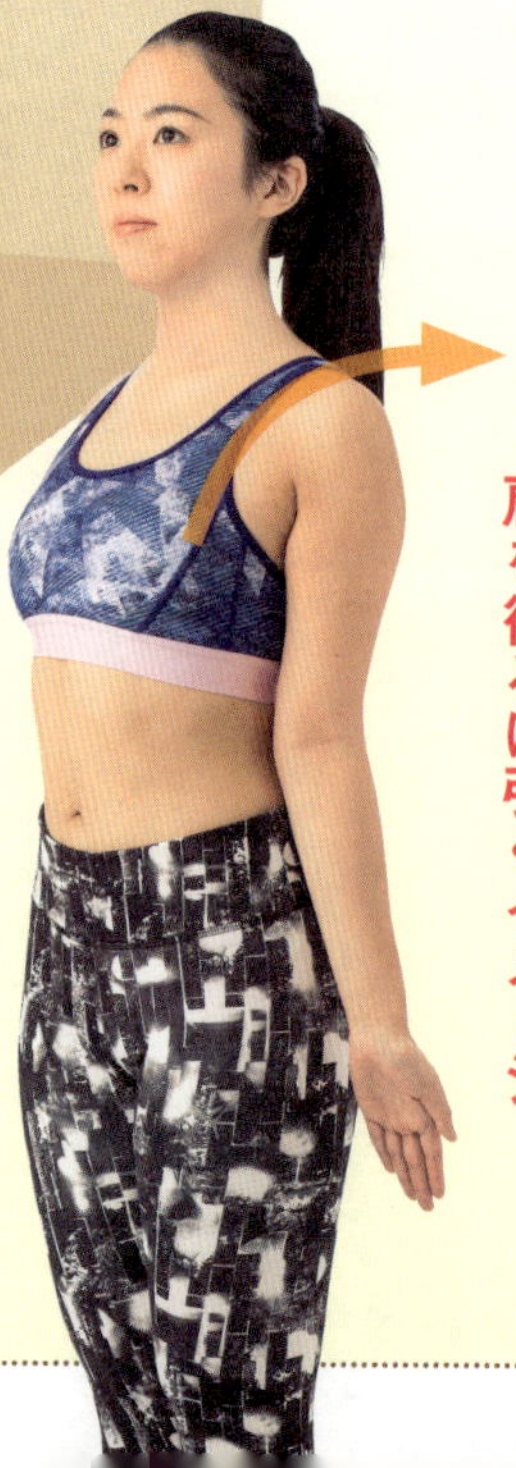

2

肩を後ろに回すような動きで
少し後方に肩をストンと
落とす。ひじを外旋させて
手のひらを正面に向ける

！ 力を抜いて腕だけではなく、
肩を後ろに引くイメージ

1日1~3回

首伸ばし

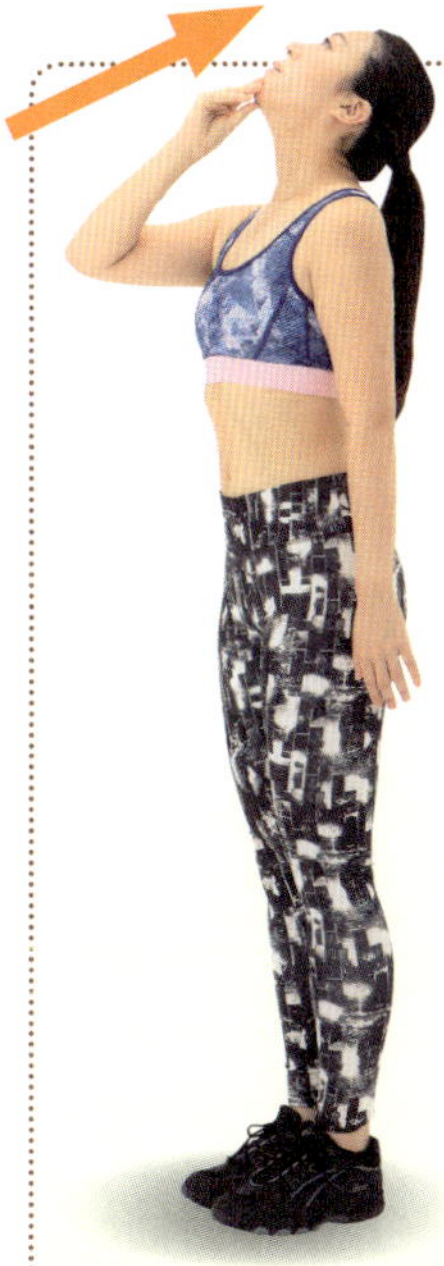

1
あごを片手でつまみ、首を後ろにのけぞらせて天井を見る

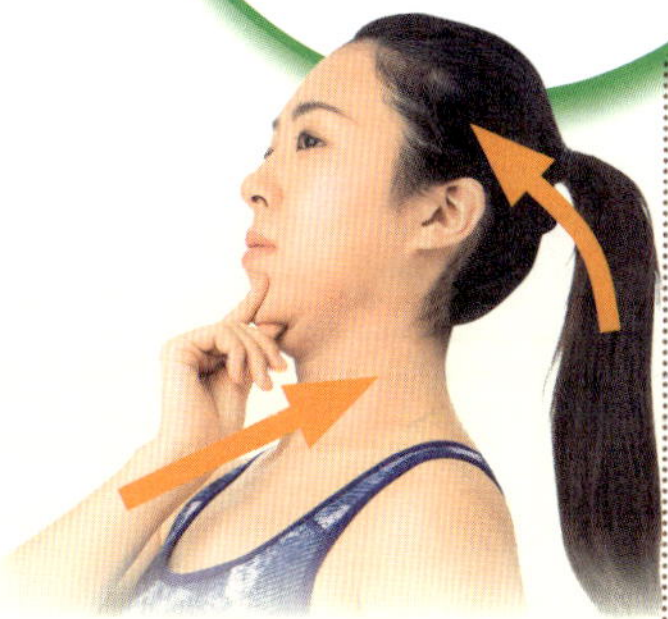

2
片手であごを持ち、顔の位置を正面に戻しながら、指に力を込めてあごを後方に5センチほどスライドさせる

! 首筋から後頭部まで一本の線上に位置するイメージで

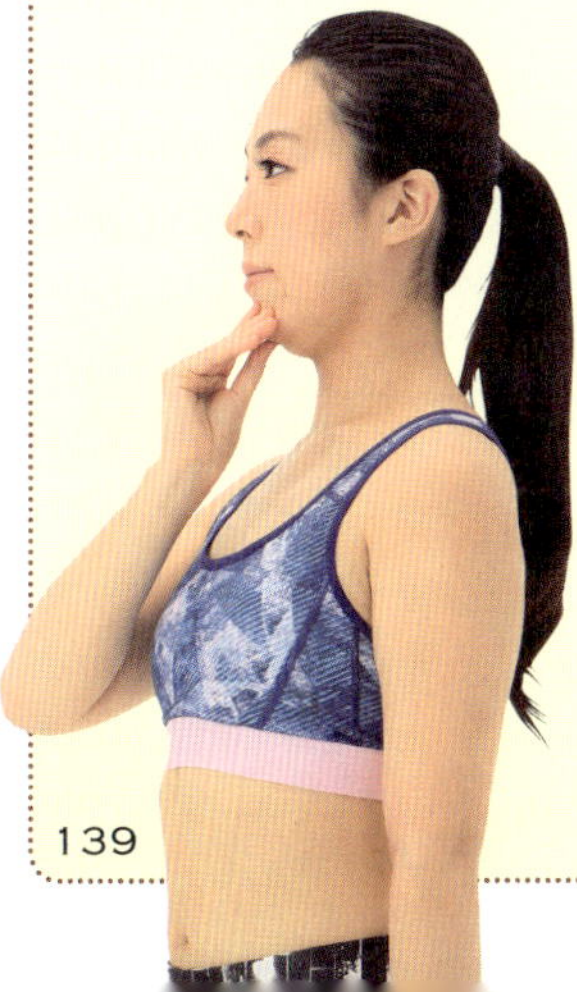

3
顔の位置が正面に戻ったとき、首の上に頭が乗っている。首の後ろが伸びてラクな状態を確認する

1日1~3回

プラス
アルファの

「骨トレーニング」で
若返り・
骨粗しょう症予防

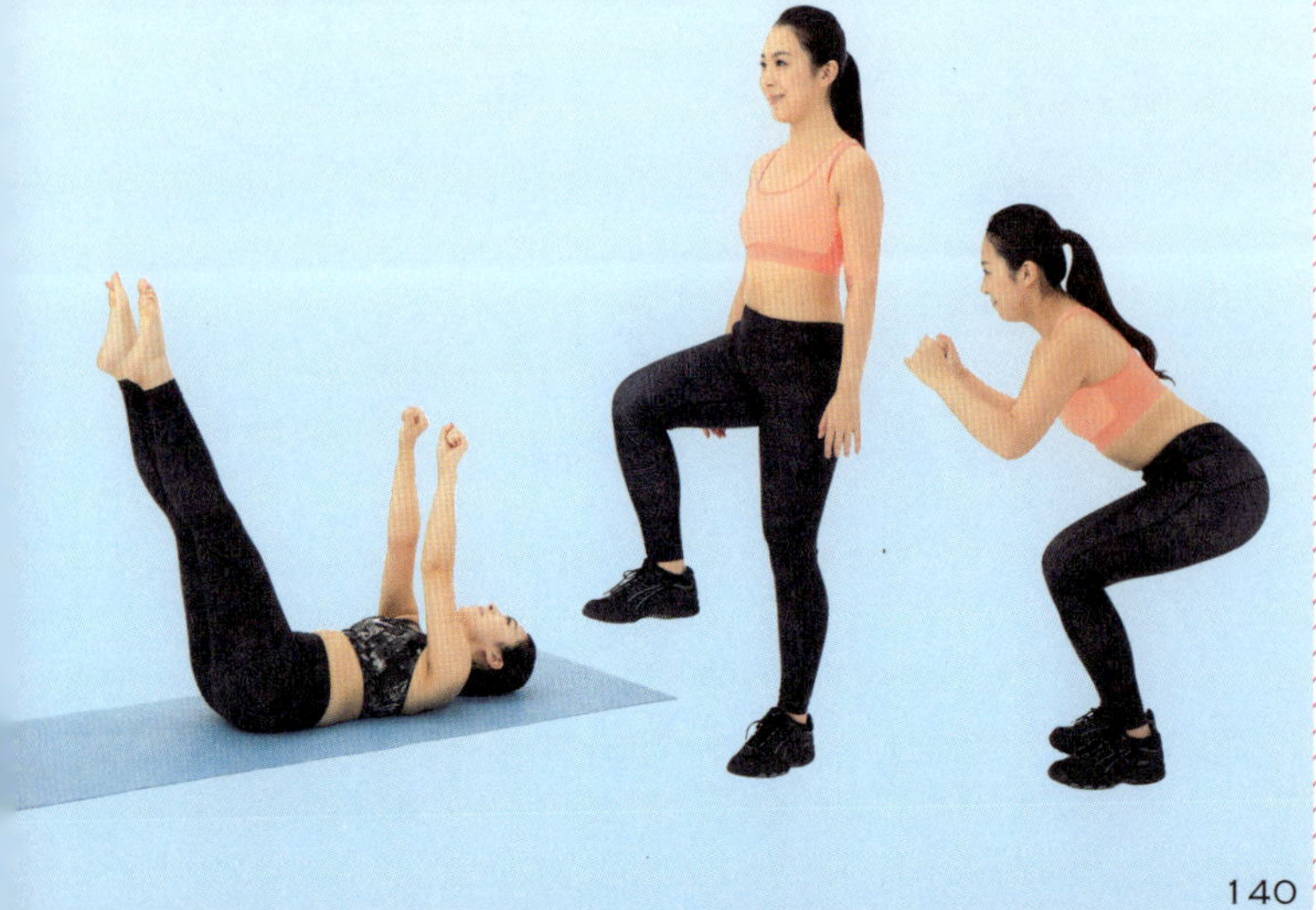

Section 3

ここまで正しい壁立ちの方法について、細かく分解しながら説明してきました。ここからは応用トレーニングとして壁から離れておこなう「骨トレーニング」（骨トレ）をご紹介します。

骨に刺激を与えることで、周辺の血管やリンパが刺激され、全身の血流やリンパの流れがよくなり、造血作用が高まります。骨から分泌されるホルモンが老化や骨粗しょう症などの疾患を予防します。

さらに骨の上にある筋肉も骨と一緒に運動するため、鍛えることができます。

効果を出すためのポイントは姿勢です。背骨の正しいフォルムをしっかりと意識してください。そのために、必ず壁立ちで歪んだ姿勢をリセットしてから本エクササイズに取り組みましょう。

寝ながらの骨トレは、副交感神経を優位にすることで入眠サポートにもなります。筋肉を伸ばしてリラックス効果を得るとともに、からだの柔軟性も高まるのでお勧めです。

ヒールレイズ

1日10~30回

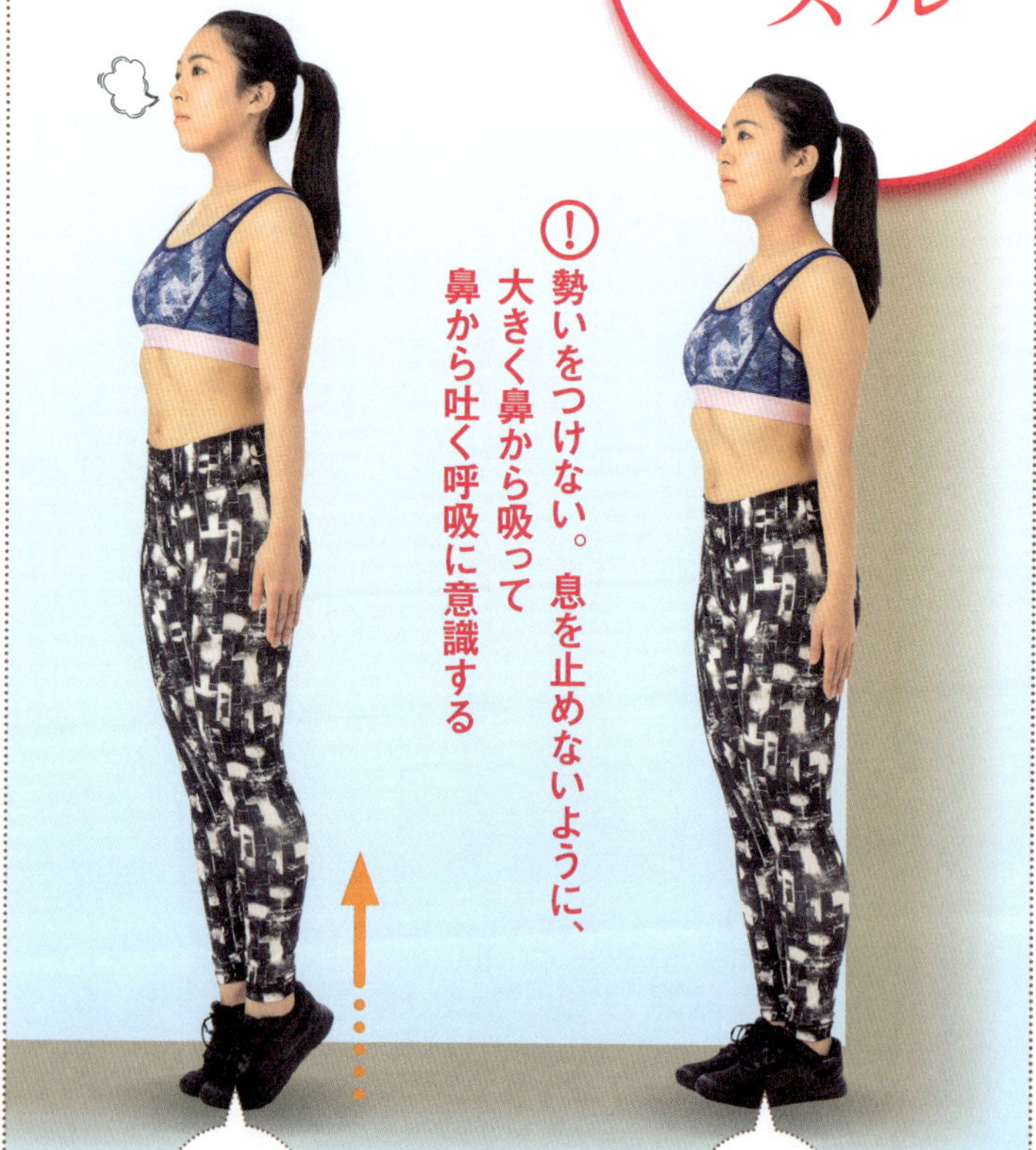

！勢いをつけない。息を止めないように、大きく鼻から吸って鼻から吐く呼吸に意識する

1
壁立ちで背筋が壁に接して伸びている状態で足を揃えて立つ

2
両足を揃えて、踵を上げて…ゆっくり踵を降ろす

ヒップアップスクワット

1日5~25回

！膝がつま先よりも前に出ないように

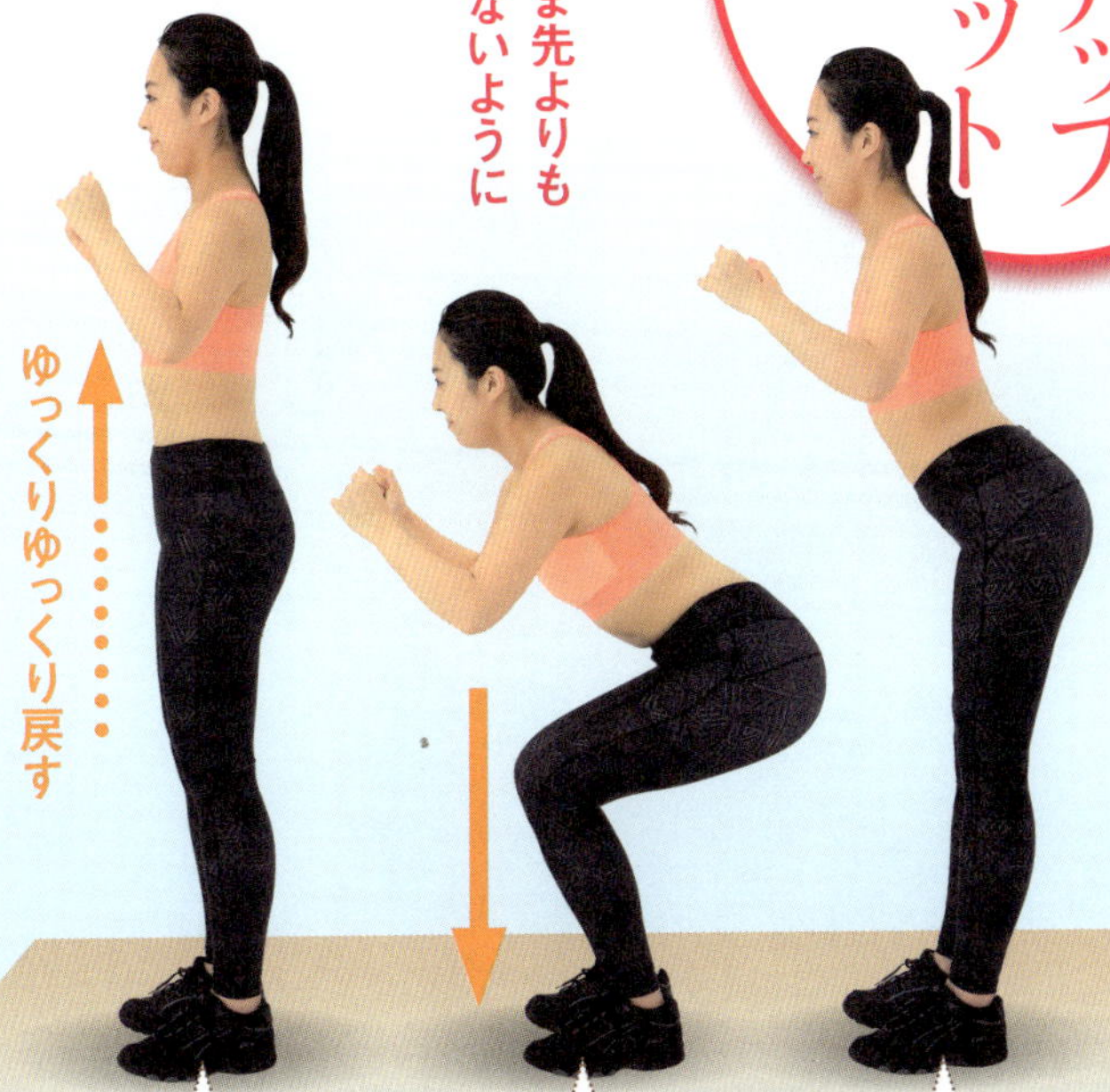

1
足は肩幅、つま先はやや外に向けて立つ。おしりを後ろに突き出す

2
膝の屈伸は90度の少し手前まで。おしりから頭までまっすぐ背筋を伸ばして、しゃがみこむ

3
鼻から息を吐きながら、7秒から10秒かけて、ゆっくりゆっくり元に戻していく

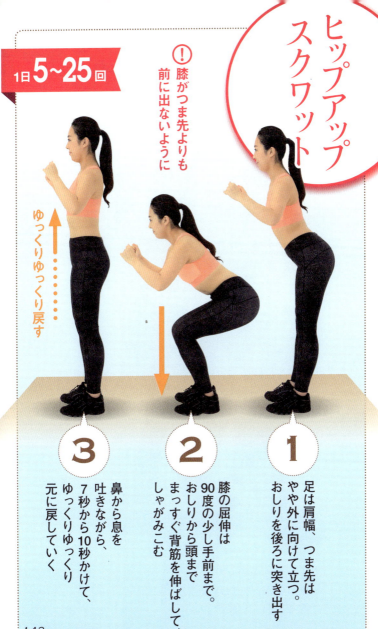

重心移動エクササイズ

左足のつま先を地面に接地。
踵を上げず3秒キープしたあと、

2 左のつま先に
重心移動しながら
右足の踵を上げる

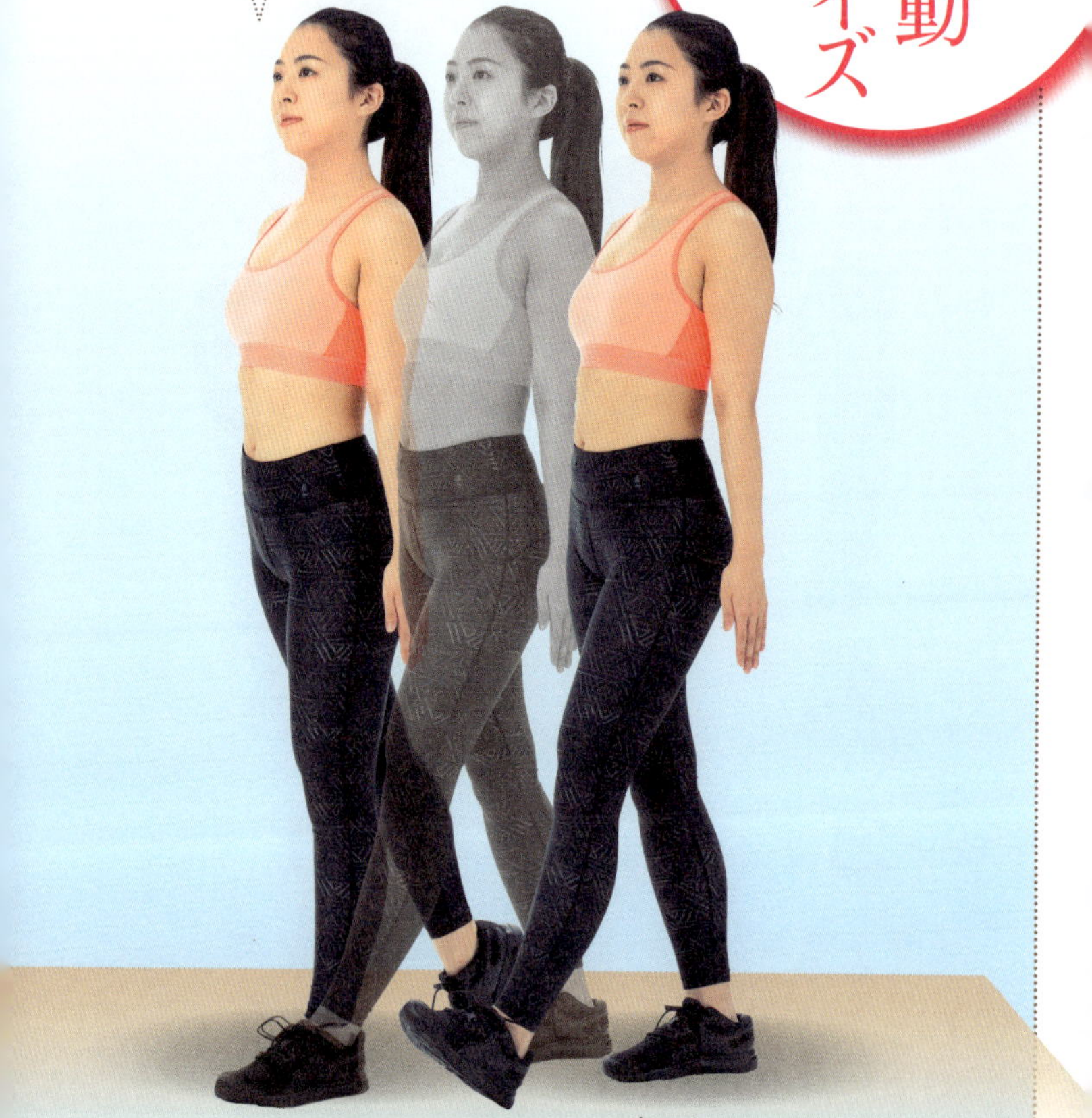

1 左足を膝を曲げずに
まっすぐに伸ばして、
左足の踵から接地

家の廊下(5m)で
1日1~3往復

！神経、骨、関節、筋肉の
連携をとるように、
5mを2〜3分かけて
ゆっくりゆっくり重心移動

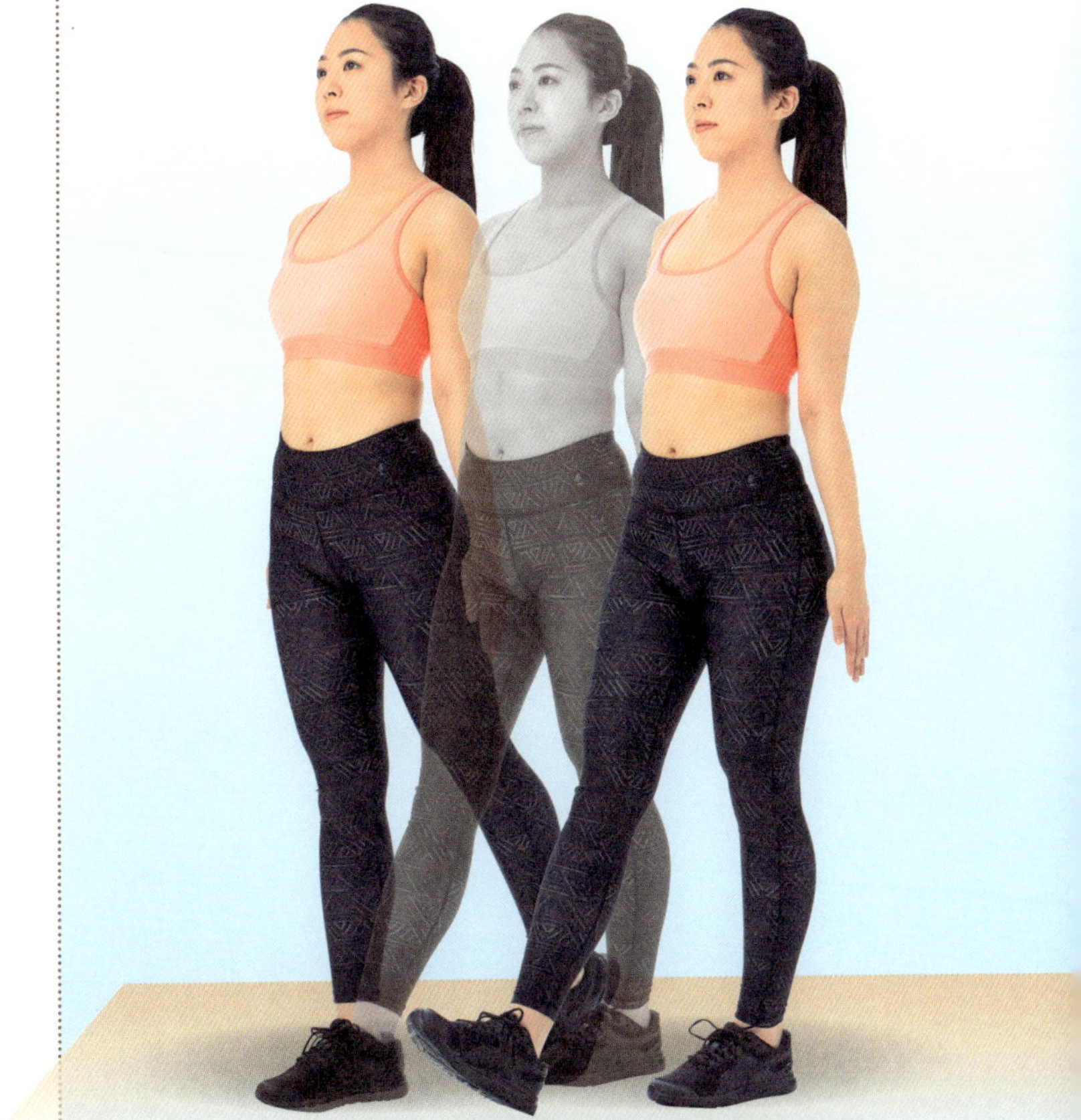

3

右足の踵、つま先の順に接地し、
3秒キープ。左踵を上げながら
右足のつま先で地面を蹴る。
1〜3を繰り返す

肩甲骨廻し

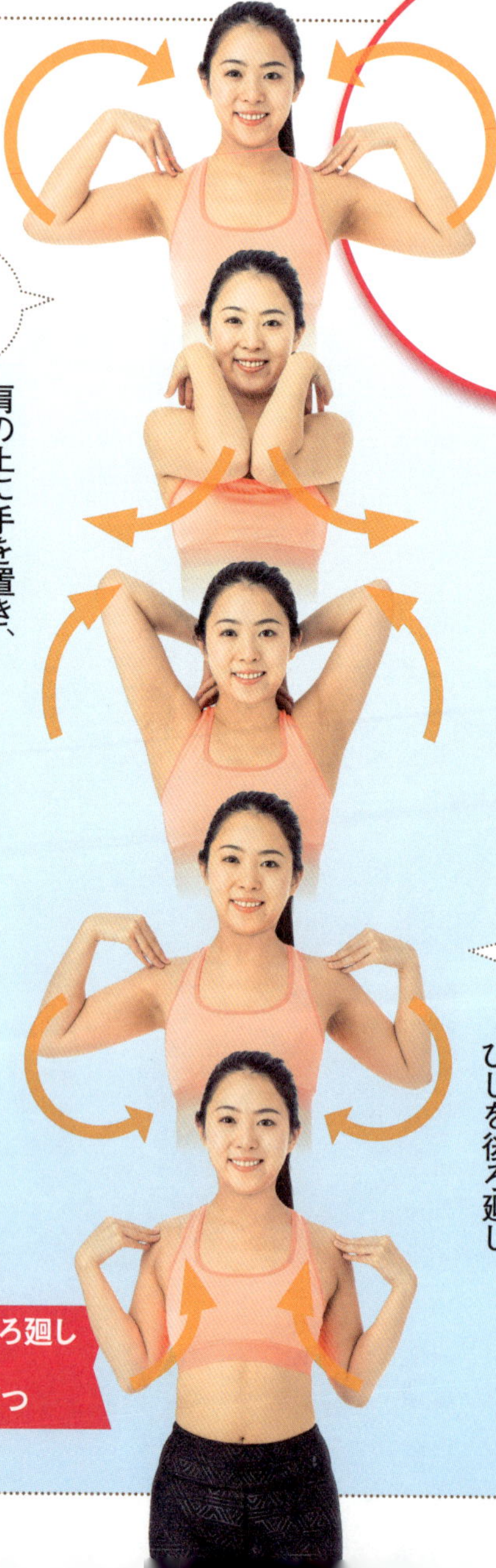

1

肩の上に手を置き、
肩をつかんだまま、ひじを前廻し。
肩甲骨を大きく動かすように

2

肩に手を置いたまま、
肩甲骨を大きく
動かすように
ひじを後ろ廻し

前廻し／後ろ廻し
1 分ずつ

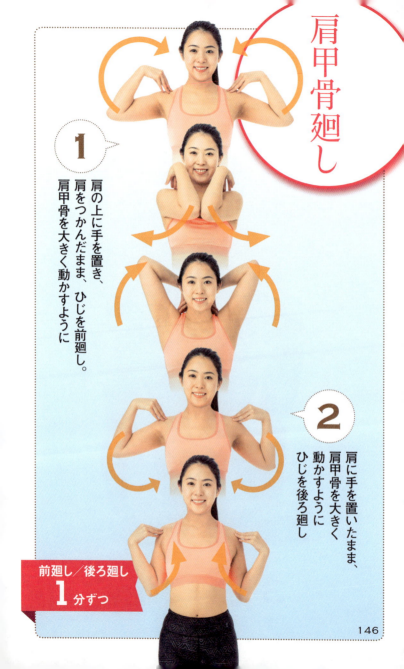

片足立ち

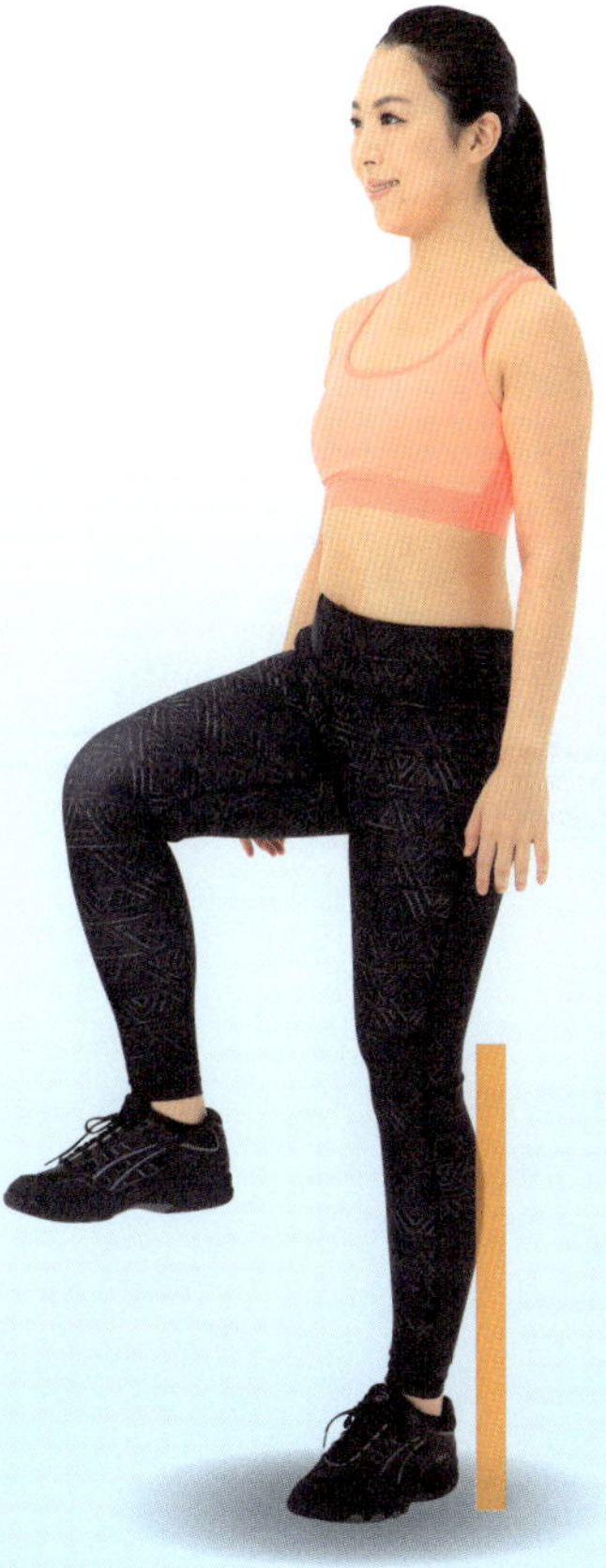

1

おしりから頭まで
まっすぐ背筋を伸ばし、
しっかりと立つ。右足を上げる。
左の軸足の膝裏を伸ばし、
お腹をへこませておしり（尾骨）を
上にアップさせるようにキープ。
足の高さは床から5センチ以上

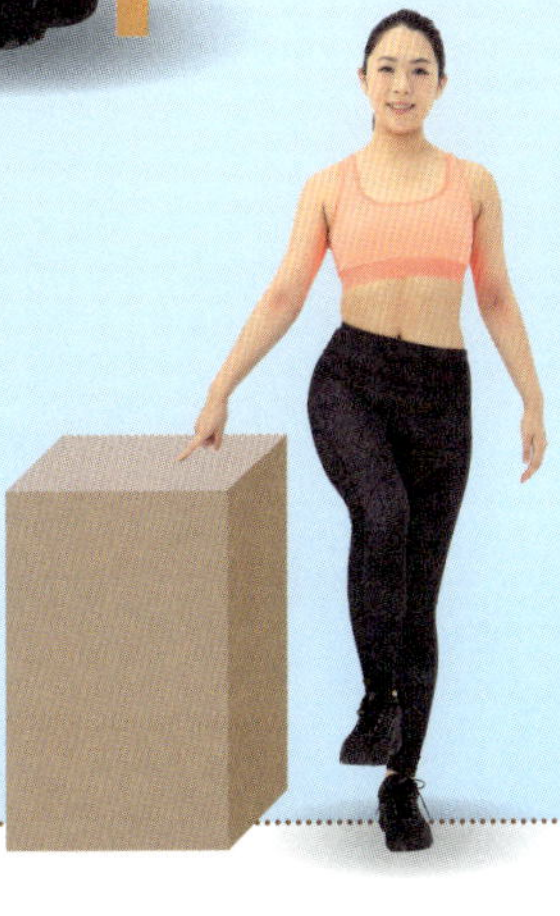

支えがないとふらつく場合は、
指一本をひっかけるように
しておこなう

右足／左足
1分ずつ

寝ながら骨トレ：整理運動
全身伸ばし①

1
仰向けに寝て、
足の膝を
立てる

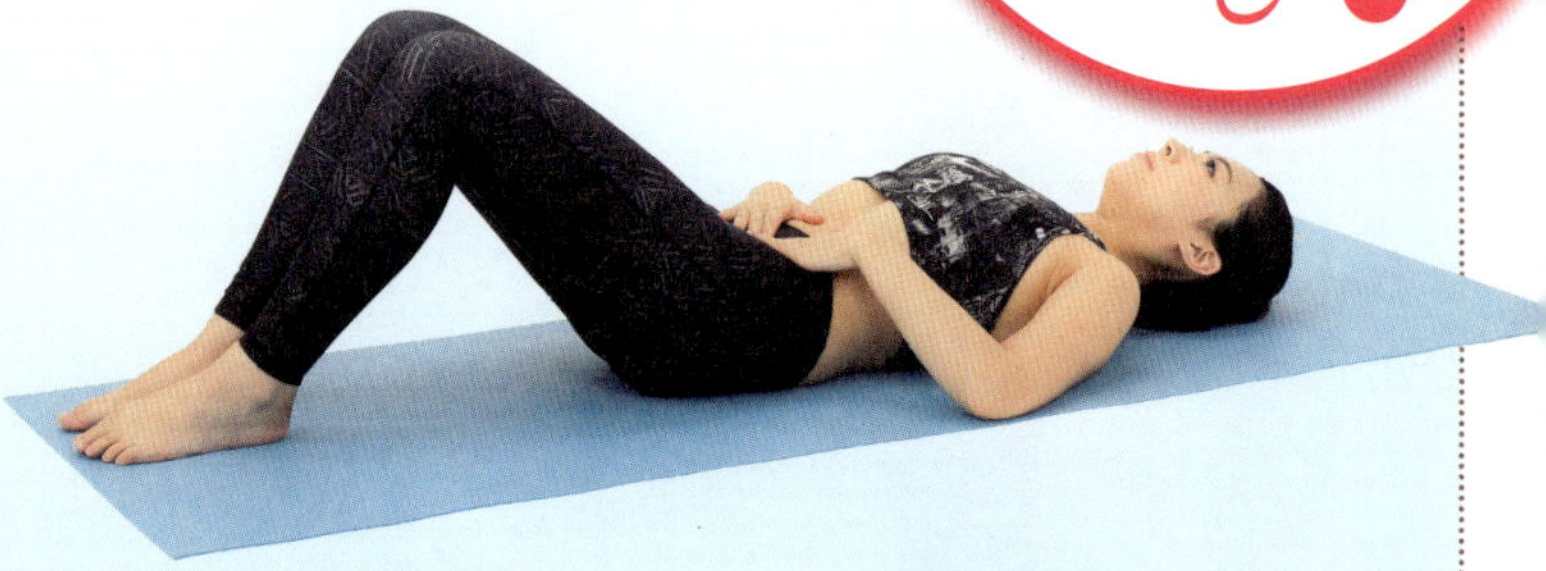

2
足をそのまま
天井めがけて上へ。
手で足を持ち上げるよう
サポートしてもよい

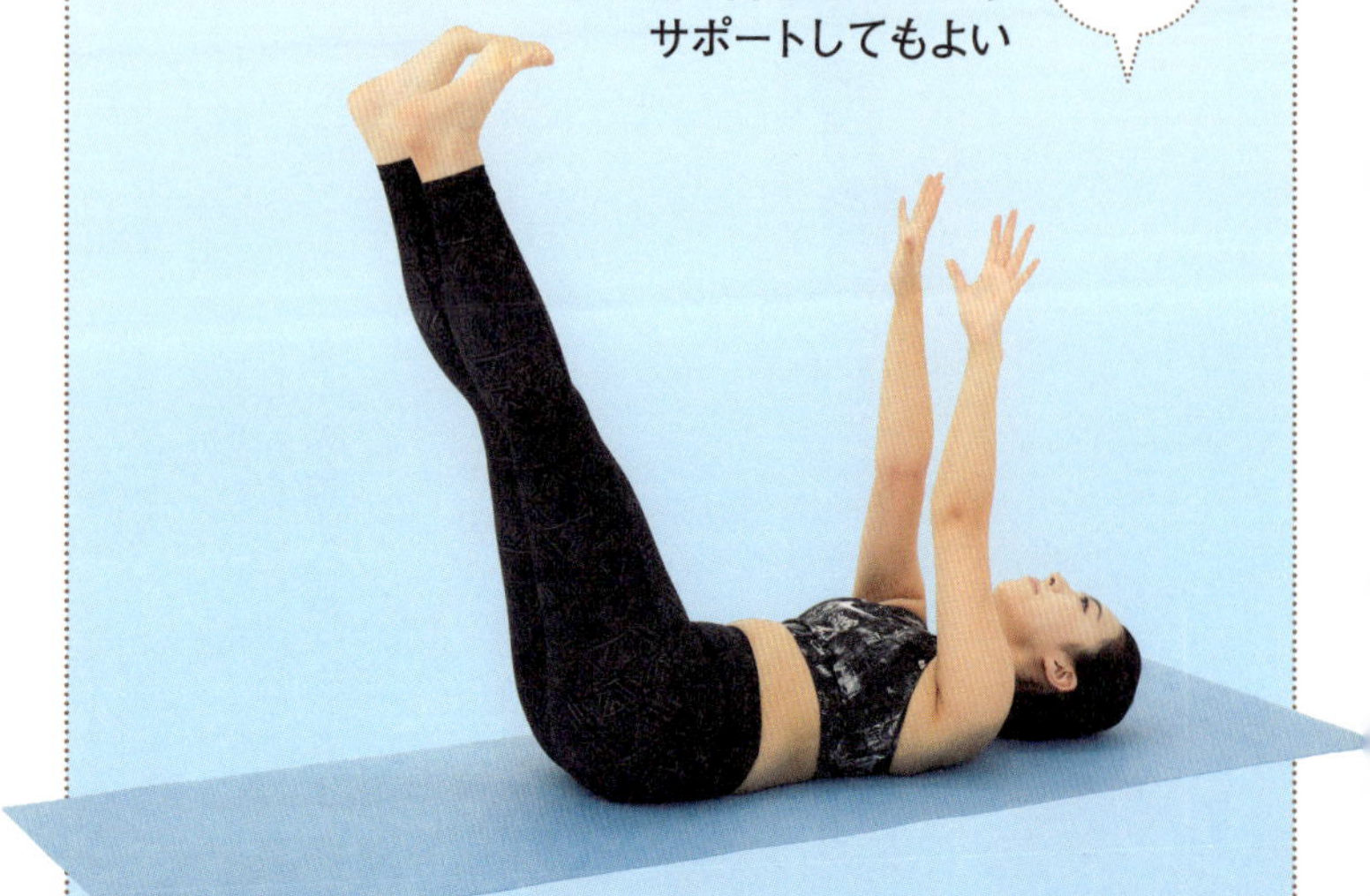

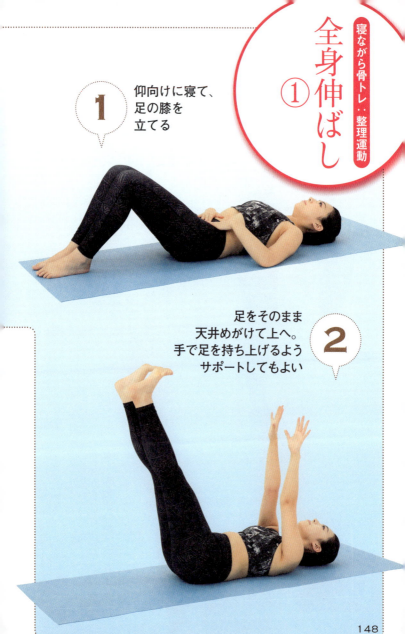

3 足のグーパー運動をおこなう

無理のない範囲で
30秒

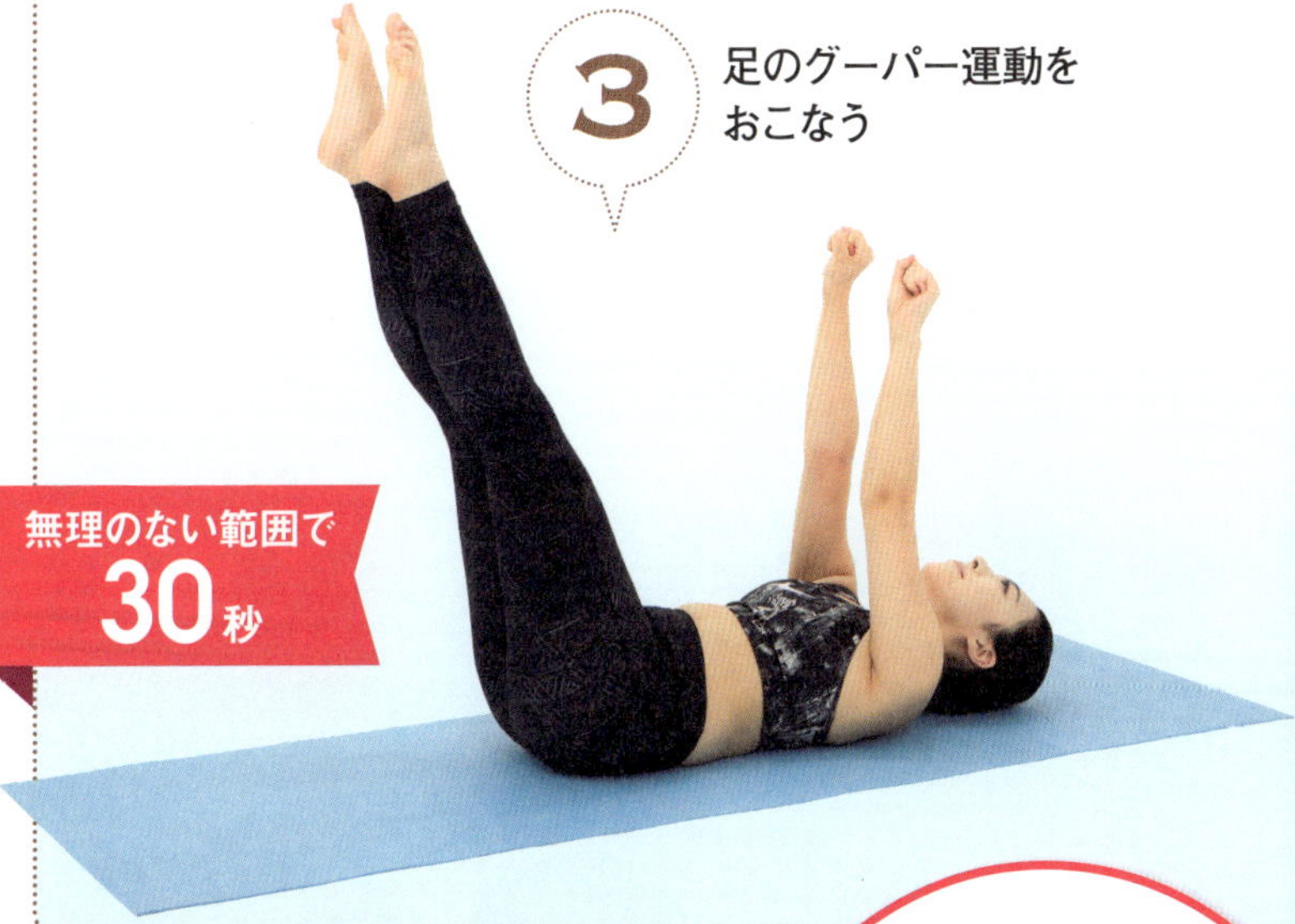

寝ながら骨トレ：整理運動

全身伸ばし②

無理のない範囲で
30秒

仰向けの姿勢で
手を頭の方向にバンザイ。
体幹を伸ばすように
手足をしっかりと伸ばす

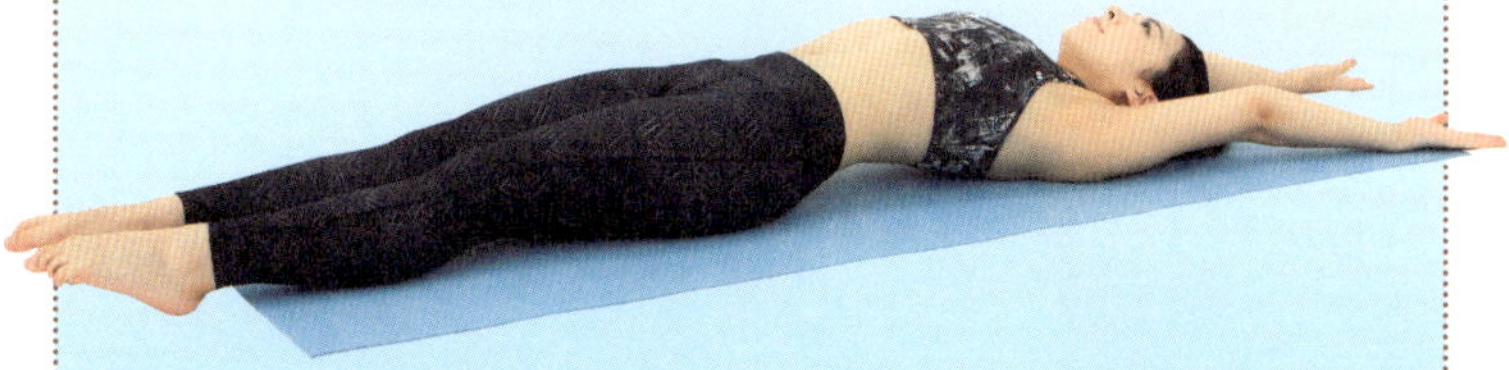

寝ながら骨トレ：整理運動

腰ねじり左右

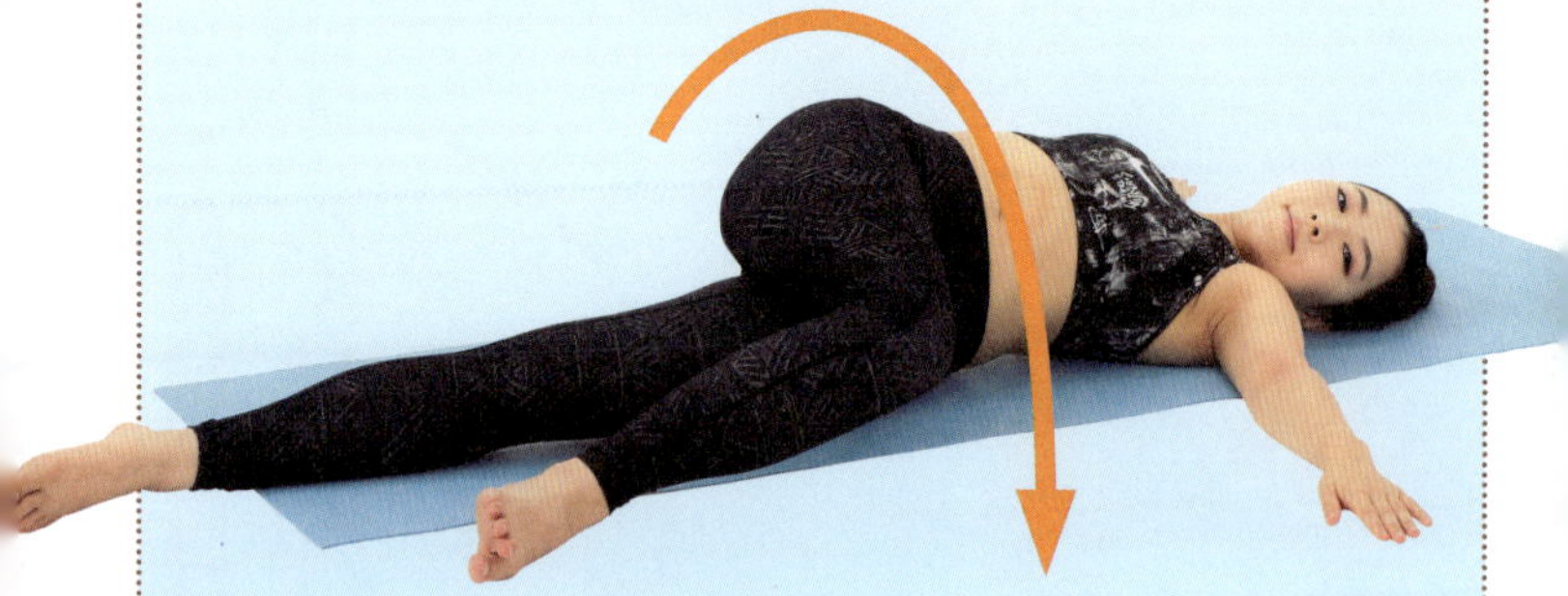

1 寝ころんだまま片足をひねり、腰を伸ばす

背骨の柔軟性をよくし、骨盤の動きを改善する

無理のない範囲で
30秒

寝ながら骨トレ：整理運動

膝の抱え込み

1 寝ころんだまま仰向けで、右足の膝を曲げる

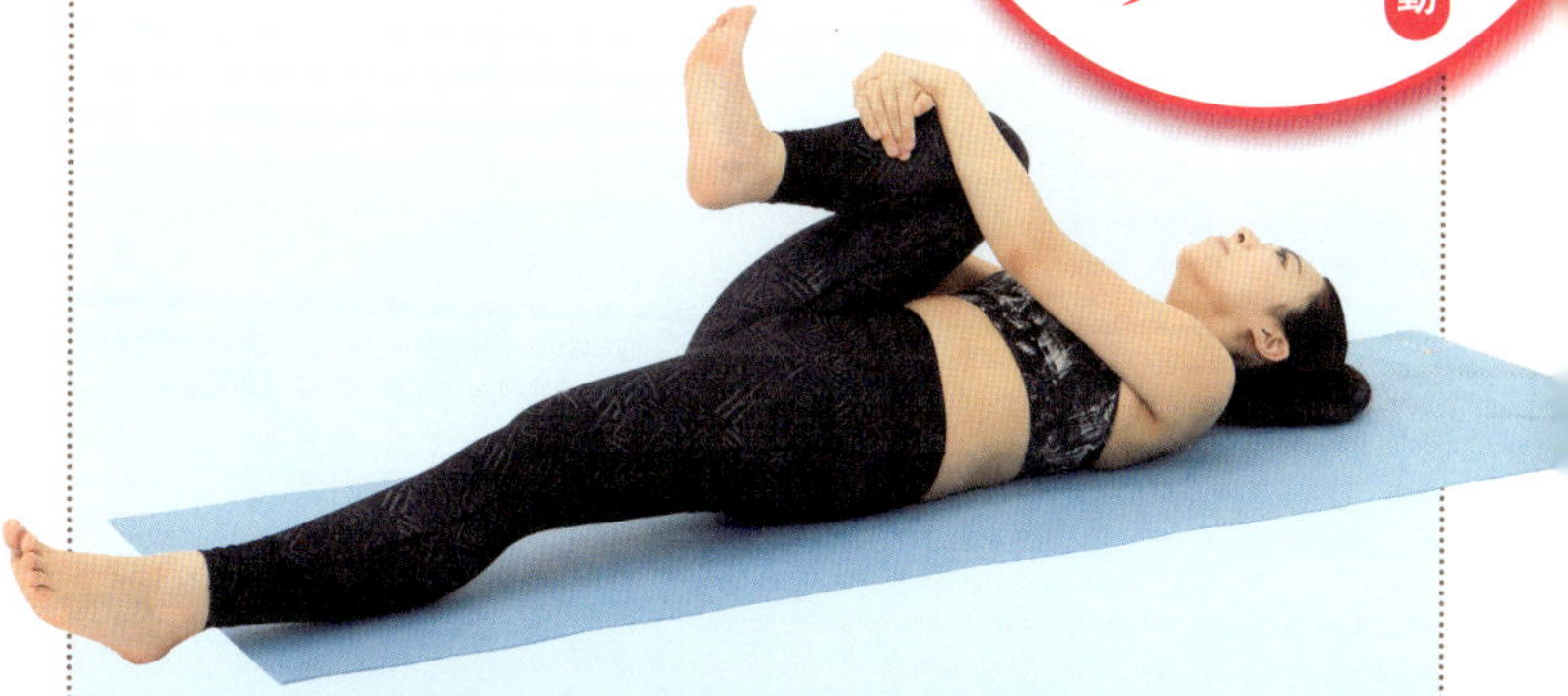

2 両手で抱え込むように丸くなりながら、膝を胸に引き寄せる

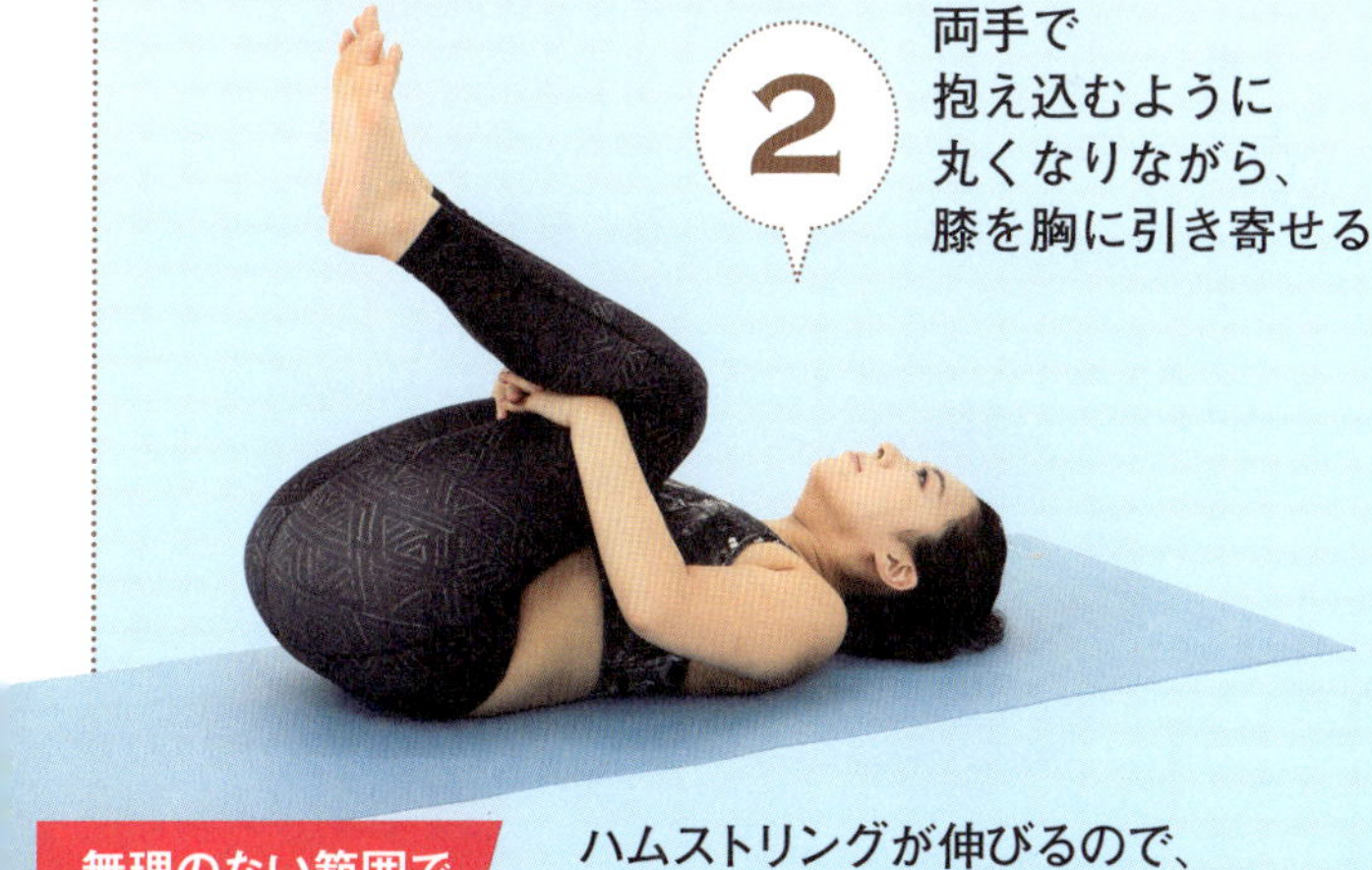

無理のない範囲で
30秒

ハムストリングが伸びるので、股関節や膝関節の柔軟性が増す

寝ながら骨トレ：整理運動

腹式鼻呼吸

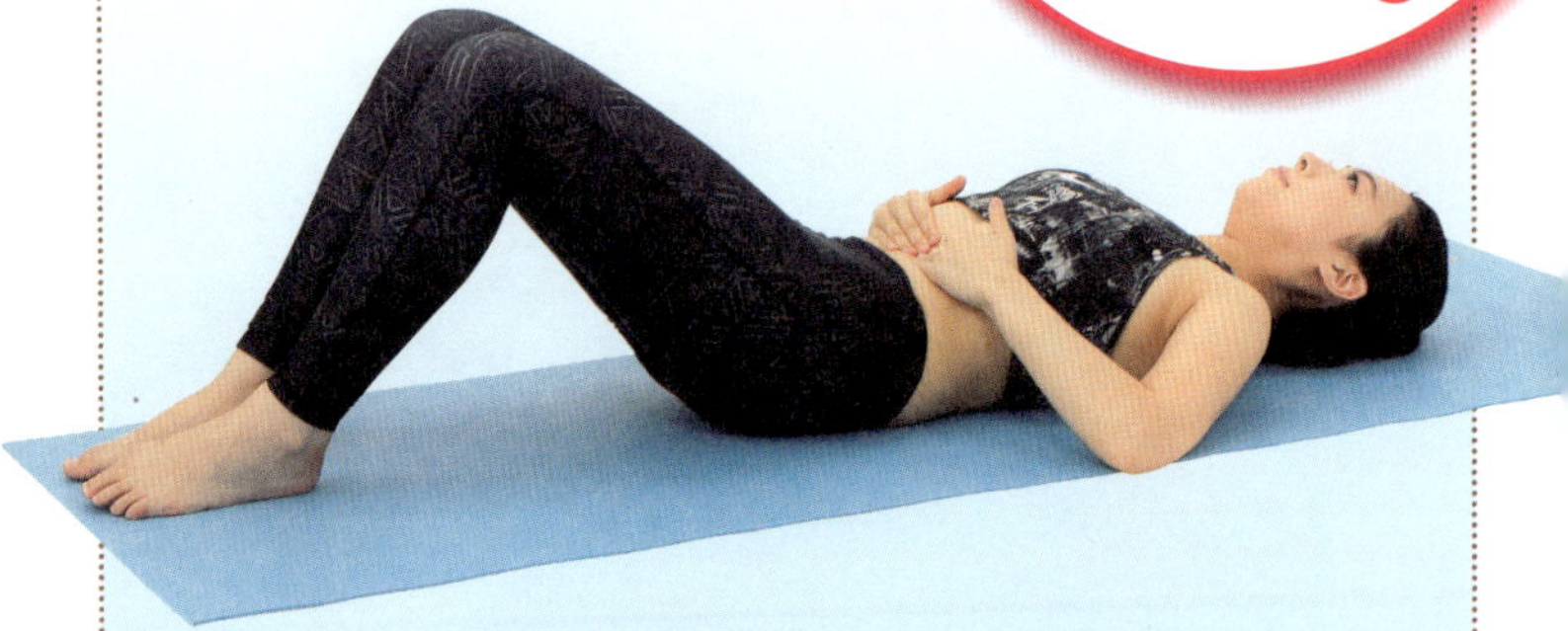

1

仰向けの姿勢でリラックスする。
鼻から大きくゆっくりと空気を吸い込み、
お腹に空気をどんどん溜めるよう
イメージしてお腹を膨らませる。
次に、鼻からゆっくりと息を吐き出す

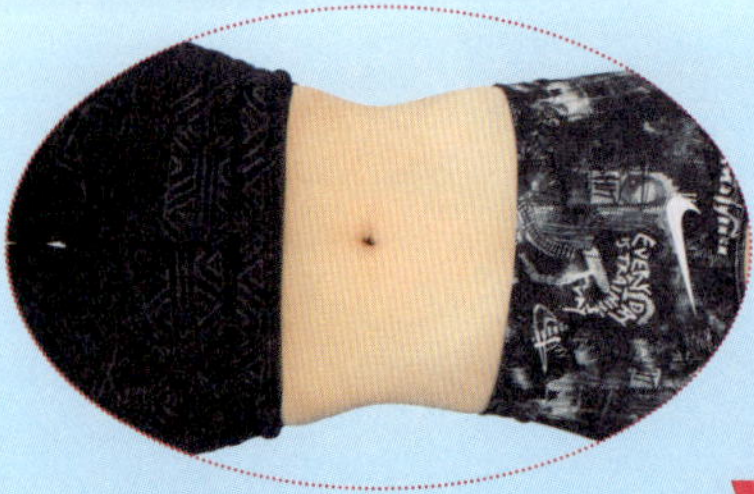

お腹がぺったんこになるように、
空気をすべて吐き出す

30秒

第 4 章

壁立ちで症状を
たちまち
根治した人たち

本章では、実際に当院の患者さんたちが、壁立ちでいったいどのような変化を起こしたのか、体験談をご紹介します。

リウマチやたくさんの疾患を抱えても、将来歩ける自信をつけられるほどに改善

竹田 みどりさん（仮） 73歳

娘さんと二人暮らしの竹田みどりさん。仕事で手をよく動かすようになり、手首にこわばりを感じて、ある整形外科医院で関節リウマチと診断されたのは24～25年前のことです。

しかし、ご本人はその後も変わらずに、山歩きを楽しんだり、仕事や家事でアクティブな生活を送っていました。

ところが、年齢とともに徐々に寝起きにからだを思うように動かしにくくなりました。しばらくお布団の中で、手足を動かしてみたりするものの、こわばりがひどいときは、起き上がるまで30分ほど時間がかかることもあり、このまま寝たきりになるのではないかと不安が強くなったといいます。

疲れを回復させようと、サプリメントをあれこれ試してみたり、ジムに積極的に通ったりしても、朝の不調はひどくなるばかりでした。

検査をすると、たくさんの疾病を抱えていました。

・関節リウマチ
・両変形性膝関節症
・頸椎骨軟骨症
・第３第４腰椎変性すべり症
・骨粗しょう症

家族に迷惑をかけるわけにはいかないと、理学療法や物理療法に取り組みながら、一進一退を繰り返して現状を維持するように努めていたなか、当院がロコモティブシンドロームで「寝たきり予防」をおこなっていることを知り、ロコモ検査を受けに来られました。

「昔は、あんなに動けたのに、いまは山歩きなど怖くてできません。からだを動かさなければいけないと思って、ジムに通える日はがんばっているのですが、行くたびに腕が上がらなかったり、足が重くなって逆に動きが悪くなり、わたしには合わないように思います」

院長から壁立ちを説明され、竹田さんは正直、新しい運動をする期待感が薄く、気後れしたそうです。しかし、ロコモ度1で抱えている疾病から考えたら、まだまだがんばれるのではないかと思ったこと、将来寝たきりの不安を抱えていたこと、そして何より「疾病が多くあっても大丈夫。簡単にできるから」という院長の薦めがあって試しに開始されました。

はじめて「壁立ち」をおこなったときの感想は、「立っているだけなのに、足の筋肉が使われている感じ。ジムとは違って、普段の生活に必要な筋肉が鍛えられている気がする」というものでした。

壁立ちに加えて整形外科的にも安心で膝や股関節を傷めない「簡単なスクワット」を教わりました。このスクワットは、かなり足に堪えたそうで、最初のうちは軽い筋肉痛が起こったそう。それでも2週間ほどしたら、「なんだか、からだが元気になってきた」と効果を実感されたそうです。

2か月後には、「朝、目が覚めたらラクに起きられるようになってきた」という実感が出てきました。

その後、手すりをしっかり握り締めてゆっくりゆっくりとしか降りることができなかった階段が、手すりなしでスムーズに昇降できるようになったことに自分でも驚きだったそうです。痛みと向き合いながら生活をしていた不安な日々が嘘のよう。ご近所さんにも「いつも、お若いですね」と言われるくらいに見た目から元気になりました。

竹田さんは反り腰で円背だったので、壁立ちでは前傾姿勢を直すために骨盤の位置をまっすぐ立てることと、お腹とおしりを引き上げることを指導しました。

①反り腰

腰が反ると腰の筋肉が硬く張って負担がかかるので、腰痛の原因になります。腰が硬くなるのは、おしりの大殿筋と太ももの後ろの筋肉が弱いからです。壁立ち指導ではとくに、膝を伸ばして、おしりに力を入れる動作を1分のあいだに繰り返しおこなってもらいました。第３章のエクササイズで重心を後ろに置くよう意識してもらいました。

②円背

円背は、背中を丸める長年の習慣から背中の中央部の筋肉が丸まって、正しい姿勢に戻りにくくなっている状態です。亀の甲羅のように背中が丸くなったまま筋肉が固くなっています。

長年、背中を丸めた状態だと、脊椎が変形して、心臓や肺など臓器を収める胸郭を圧迫するので肺機能が低下します。肺機能が低下すると呼吸が浅くなり、全身に取り入れる酸素や血流も低下するので、疲れやすくなったり、全身の不調の元になります。

壁立ちポーズでは、鼻から息を吸いながら両肩を上げ、その後、後ろに下ろすという、肩のポジションを変えることと同時に胸を上げることを意識してもらいました。

壁立ちを始める前には、首・肩腕・足のどこかがいつも痛かったり、しびれがあったのが、ほぼなくなったそうです。少し不自由だった布団の上げ下ろしや掃除機がけもラクにできるようになって、家の中で転ぶ不安も払拭されたということでした。

竹田さんは、医者と相談のうえで、抱えていた次の疾病への投薬治療を止めることができました。

・両変形性膝関節症
・頸椎骨軟化症
・第3第4腰椎変性すべり症

腰椎の骨密度に関しては、４年前から考えると５・18％上昇。４か月前から考えても、３％上昇し、１１７５ｇ／㎠で同じ年齢の平均骨密度と比較して１４０％に相当しているばかりか、若年成人の平均骨密度と比較しても１１０％になりました。

「こんなに元気になって、日常の動作がすべてラクになれるなんて。わざわざジムに通わなくても、家の中で壁立ちやスクワットを夜寝る前に少ししているだけです。わたしにはたくさんの病気があったので、痛みも不具合も多かったです。病気をもっていてもできる壁立ちは手軽ですし、ラクにできます。治療費ももちろん不要ですし。リウマチの薬や治療や検査には保険ですが少しはお金がかかります。

壁立ちは、病気で入院することや施設に入ることを考えたら、健康への投資と言えますね。毎日不安に思うことがなくなり、周りの人や家族にも『元気そう』と言ってもらえるので、これからも、胸を上げて、気持ちも上げて、壁立ちを続けていきます」

晴れやかな表情で語ってくれる竹田さん。胸を張って意気揚々と仲間と山登りをしている姿が見えるようで私たちも笑顔になります。健康は自ら学んで得るものですが、夢や仲間がいれば心強いものです。これからも壁立ちを続けて、明るく前向きに日々を送ってほしいと願っています。

お孫さんに「姿勢がおかしい」と指摘されて困っていた

丹波橋保子さん（仮）79歳

丹波橋さんは、公設市場で果物と野菜を販売するお店をご主人と経営していました。昭和54年から平成16年まで25年間、重たい段ボールを毎日運んでいたのが原因で、膝が曲がり、背中も丸まってしまったと言います。果物がいっぱい詰まった段ボールのずっしりとした重さを太ももの前で受け止めて、えっちらこっちらと箱を移動させる毎日。膝を曲げて、荷物の重さを受け止め、腰の負担を軽減させて……。そんな姿勢を25年間続けてきたので、身長も146・3センチと5センチほど縮み、ちょっとやそっとではこの悪い姿勢は直らないとあきらめていたそうです。

丹波橋さんは、お腹を前に突き出すような形で、膝を曲げて上体の重さを支え、背中を後ろに大きくそらすことでバランスをとっている少し独特な立ち方でした。猫背を自覚して背筋を伸ばそうとしても、骨盤が後傾していて膝も曲がってるので、猫背1か所だけを意識してもなかなか治らず、放って

スウェイバック姿勢

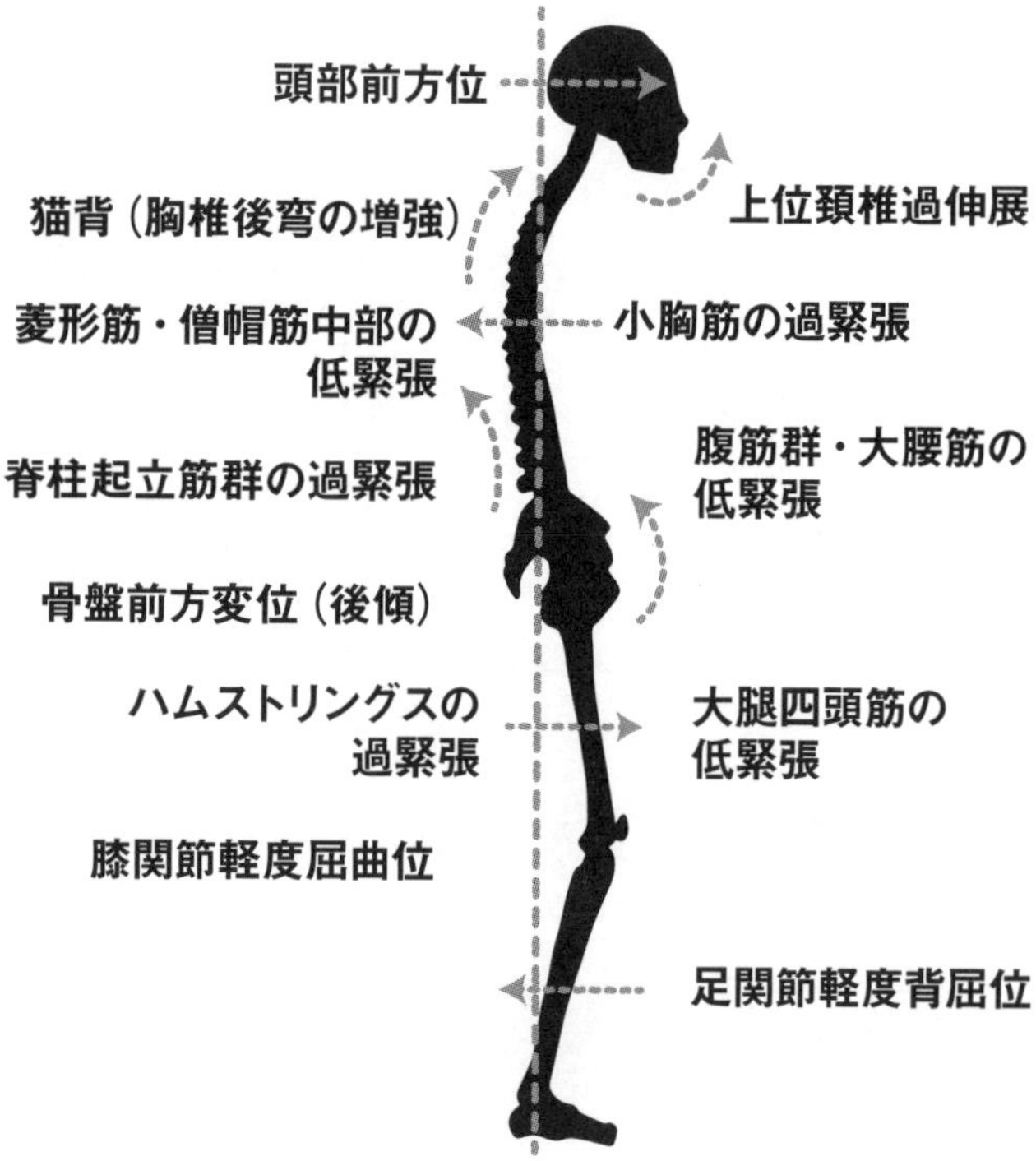
頭部前方位
猫背（胸椎後弯の増強）
上位頸椎過伸展
菱形筋・僧帽筋中部の低緊張
小胸筋の過緊張
脊柱起立筋群の過緊張
腹筋群・大腰筋の低緊張
骨盤前方変位（後傾）
ハムストリングスの過緊張
大腿四頭筋の低緊張
膝関節軽度屈曲位
足関節軽度背屈位

おいたそうです。

私たちが診たところ、姿勢の悪さは長年の積み重ねによって起こったのもではないとわかりました。丹波橋さんは長年の姿勢と思っておられるようでしたが、「スウェイバック」と呼ばれる姿勢で、徐々にバランスをとる傾きが大きくなっていったので、独特の立ち姿になったのだと推察されます。疾患としては第４腰椎変性すべり症と変形性膝関節症と診断されました。

丹波橋さんの家から車で60分ほど離れた場所に、娘さん夫婦が住んでいて、お孫さんがよく遊びに来るそうです。そんな家族団欒の楽しい時間のなかでお孫さんはこんなことを言いました。

「おばあちゃんの姿勢は変だよ。自分がどんな姿勢かわかってる？　ぼくがおばあちゃんの姿勢を再現するから見ててね。どう？　こんななんだよ」

膝を曲げてお腹を前に突き出し、背中をびっくりするくらい丸めた姿を再現したそうです。丹波橋さんはおばあちゃんとして「あら。うまいね！　なんて上手に物まねできるの!?　ねえ、上手に似せるね！」と、娘さんに同意を求めたそうです。

お孫さんはあきれた様子です。

「もう、おばあちゃん。（こんな姿勢で）いいの？」

丹波橋さんは、手を叩いて笑顔で場を和ませていましたが、内心はショックを受けられました。お孫さんからも、なんとか姿勢を直してほしいという切実さを感じたそうです。このやり取りは、お盆・お正月・ゴールデンウィークと、長期の休みで数日一緒に過ごすときに必ず繰り返されていたそうです。

お孫さんとのひと時をもっと楽しく過ごせる時間に変えたいという強い思

いから壁立ちを始められました。壁立ちは足から頭の軸まで同時に改善できるので、こうした複雑な姿勢の丹波橋さんには最適だったようです。私たちがとくに焦点を当てて指導したのが、曲がっていた膝を伸ばし、おしりを締め、お腹を背中に向けてへこますことでした。

丹波橋さんの姿勢を直す壁立ちは、まず姿勢のバランスを直すために、重心を内側に親指の上に体重を乗せること、膝をくっつけて伸ばすこと、後傾している骨盤を正しい位置に前傾させまっすぐバランスよく立てることを伝えました。

①骨盤のバランス

後傾している腰を前傾させ、プラスマイナス0にもっていき、骨盤を立てます。おしりの筋肉と太ももの後ろの筋肉が弱いので、壁立ち指導ではおしりの穴に力を入れたお腹の引き上げを意識してもらいました。

首が前屈して頭が前に落ちていると、頸椎が圧迫され、声がかすれたり、逆流性食道炎や食道裂孔部《しょくどうれっこう》のヘルニアになったり、胸やけも起こりやすく消化器系の病気を引き起こすリスクもあります。

壁立ちでは竹田さん同様に「鼻から息を吸いながら両肩を上げて、後ろに下ろして、肩のポジションを変える。そのときに胸を上げる」を意識してもらいました。

毎日わずか1分間のことと思って、寝る前に2週間続けていたところ、からだを動かすのがラクになって、疲れにくくなってきたことを実感されたそうです

壁立ちを続けて3か月……。数か月振りに会う丹波橋さんの姿を見た、お

孫さんは「あ、なんか若返ってると思ったら姿勢が違うやんか！」と、うれしそうに声を上げたと言います。その言葉を皮切りに、久しぶりに集まった親戚のみんなも一斉に「違う！　違う！」と、喝采。みんなから「若くなった」「感じが変わった」とほめられたそうです。

丹波橋さんは見た目の印象だけではなく、壁立ち前にいちばん気になっていた「腰と膝の痛み」を克服することができました。

「2年前から腰痛がきつくなって、リハビリをして干渉波で筋肉を電気で動かす刺激で背筋を鍛えてもらっていました。また、リハビリの先生からも家で簡単にできる背筋を鍛える運動の仕方を習っていましたが、腹筋や背筋の運動はどうも続かなかったです。

膝の痛みは関節注射で、腰痛は痛み止めでと、薬頼みになり、自分ではからだを動かして治すといった意識がなかったので、まあこんな感じで維持できればいいかと思っていました。

だけど、壁立ちを教えてもらって、これだけは簡単だし時間もいらないのでやっていたんですね。そうしたら、最寄り駅の長い階段がさっさと上がれるようになって、下がるときももう手すりを持ったりしません。家族がびっくりします。手すりを持たないでうっかり階段から落ちたらどうするのと叱られますが、まったく大丈夫なんです。手すり不要です」

姿勢もよくなりお孫さんやご家族ご親戚に若くなったと驚かれただけでなく、手すり不要でスタスタ歩く丹波橋さん。今や、ご家族の誇りです。

「年をとっても、自分でなんでもやります」

8年前にご主人を亡くされてからも、自転車で毎日近くのスーパーに買い物に行き、3食つくって、掃除も洗濯も全部ご自身だけでされています。

「このあいだのお盆のときに忙しくしていて、2週間ほど壁立ちをしなかったら、やっぱりさぼったらダメだなってわかりました。壁立ちをしてから今までは歩いてもふらついたりしなかったのが、珍しくふらついてしまったのでショックでしたね。

朝起きて腰が痛いということもありました。そこで、壁立ちをしたら、すぐに痛みがなくなって、これは、すごいと。毎日夜寝る前の1分。これさえ続けていたら、歩いて棺桶に入れますよ！　そのくらいの気持ちで生きていきます（笑）」

一生、自分の足で歩き続ける、「感謝と元気がモットー」と明るく笑う丹波橋さんの生き方は、まさに家族や周りの友達にとって、レガシーになる生き方だと、私たちも心から尊敬しています。

「両変形性膝関節症」での歩き方が改善してふらつきがなくなり旅行に行けるように

墨染良子さん（仮）77歳

墨染さんは、京都駅前の500床ほどのホテルで、時間内に担当した客室のベッドメイクや清掃業務をおこなっていました。時間との闘いの仕事で、かなり無理な体勢で足腰に負担をかけた結果、62歳のときに、仕事中、急に足が動かなくなり、整形外科で「急性変形性膝関節症」と診断され、それ以来立つのがつらくなってしまいました。

からだを治すのが先と決めてからは、治療に専念し、リハビリや注射のほかに、糖尿病や高血圧といった生活習慣病の治療もおこなっていましたが、散歩中に転倒し、骨折。骨折から末梢性神経障害となり、本格的に足を動か

しにくくなってしまったのです

骨折前の墨染さんは骨粗しょう症で骨密度0・928g／㎠。同年齢の平均値と比べても114％と同等以上でした。ただし、若年成人からは5％低い状態です。たった5％低いだけでも骨の新陳代謝が低下していると言えます。私たちは基準値ではなく理想値での骨密度を目指すべきだと思っていますが、骨量が減ってきても、自覚症状もなにもなく、水面下で骨粗しょう症が進行していくのが危ういところです。

一緒に暮らす息子さんに、歩き方がふらふらして危なかっしいと言われたのがきっかけで、当院の体操教室での運動指導を受けに来てくださいました。墨染さん自身もよくふらつき、急に足の筋力が抜けてしまうような感覚もあり、何かにつかまらなくては歩けなくなってきつつあることに不安をおぼえていました。下肢や上肢の痛みやしびれ、こわばりがかなり強く、階段の上り下りは困難、とくに下りるときは恐怖を感じると仰っていました。

骨密度は更年期までは高いですが、加齢に従って低下していきます。同年代と同等程度という骨密度基準値を標準にせず、若年青年の理想値を追及していってもらうと、背中や腰が痛くなる、丸くなるといった症状が出なくてすみますし、骨折リスクも低くなります。

壁立ちは骨に適度な負荷がかかり、骨を強くすることができます。骨密度の低下を防ぎ、筋肉も鍛えられるのです。

墨染さんの姿勢を直す壁立ちは、変形している膝に焦点を当てるのではなく、全身の重心を正常化させることに注視しました。まずは、骨盤や股関節の可動域を上げるために、「壁立ち」改善エクササイズをおこない、後傾し

骨密度と骨粗鬆しょう症のリスク

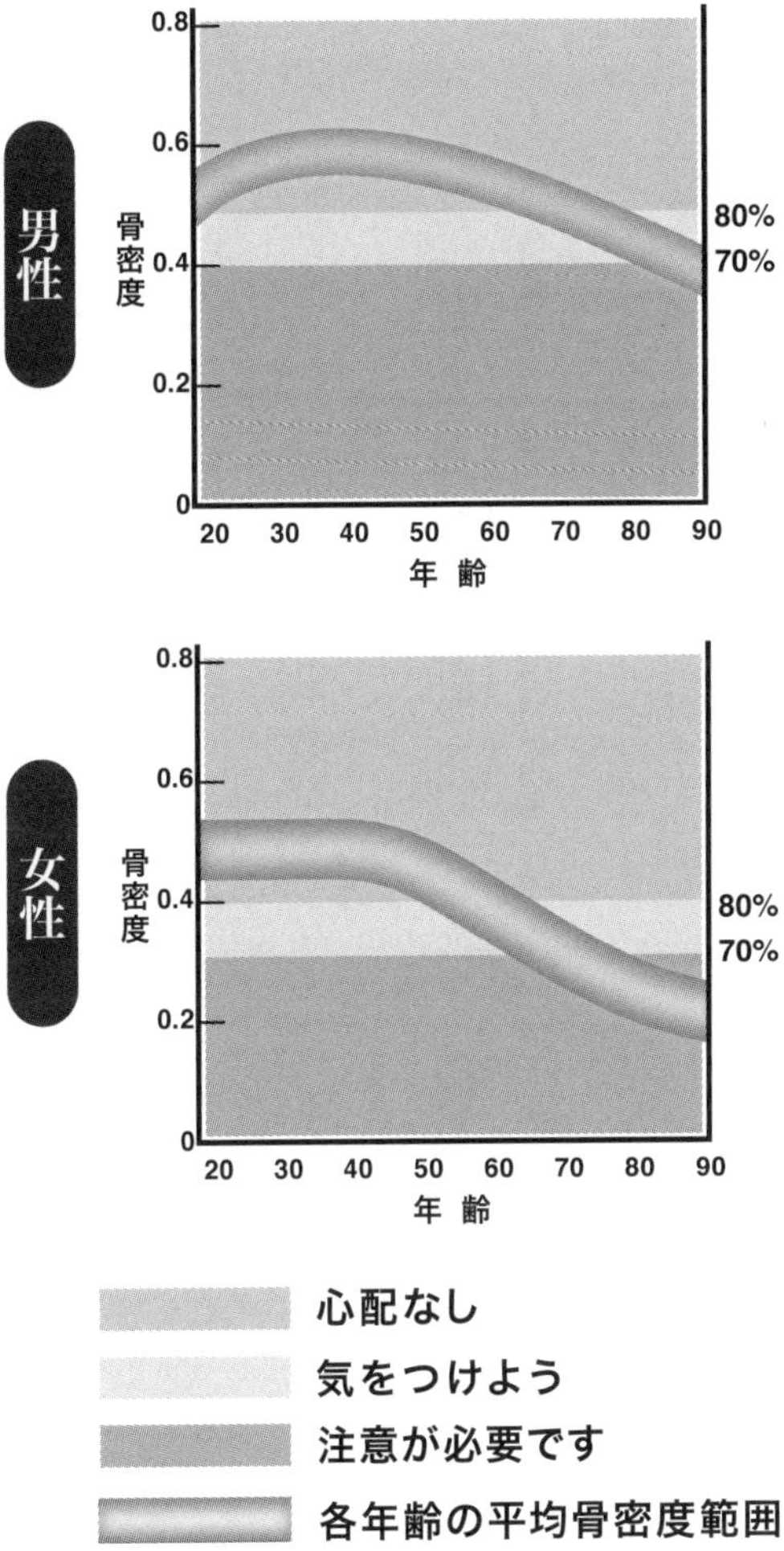

ている骨盤を正しい位置に前傾させて、まっすぐバランスよく立てることを伝えました。

①骨盤のバランス

後傾している腰を前にもっていくよう骨盤を立てるアクションをしてもらいました。

腹筋力を上げて骨盤の位置を安定させるためにも、お腹をへこますこととドローインで腹圧を高めるよう意識してもらいました。

②円背

背中を丸めた状態が長期間だったことで、脊柱が後弯している状態でした。

重心が後ろにあるので、それを補うために、いつも膝を曲げていたことで、重心が膝にきて負担が大きかったのだろうと推察されました。

壁立ちをはじめてしたときは「立つだけならできる」と話されていました。2か月も経つと、上下肢の痛みが徐々に軽くなり、手すりを持てば普通の速度で階段の上り下りもできるようになりました。ふらつかずに自信をもって歩けるようになったそうです。食事の準備や片付け、掃除機がけや布団を干すといった家事も問題なくできるほどに体力がつき、当たり前のことができなくなっていたことに改めて気づいたと言います。

「膝関節症で足が動かなくなってしまったときは、時間と闘いながらこなしていく達成感よりも時間に追われるストレスが強く、からだに対する配慮がなかったと悔やまれます。

だけど、この年齢になってからでも、からだは変わることを実感し、これからの目標は80歳になっても90歳になっても、今の状態をキープすることです。100点の人生にするためにも、変形性関節症で硬結してしまったO脚を治して、不便を感じずにどこでも歩ける足を取り戻したいです」

強い意志をもって語る墨染さんの目には、すでに90歳になったときの自分像が映っているようでした。毎年、出身地の長崎でおこなわれる同窓会で、颯爽と歩いて楽しくお話をされている墨染さんの姿を思わず想像してしまいました。

あらゆる健康法を試して治らなかった「胸椎後弯症」を克服した

上鳥羽きみ子さん（仮）76歳

胸椎後弯症という診断を受けたのが1年半前。ずっと胃が重たい感じで食欲不振があったそうですが、その原因も後弯による内臓への圧迫が原因だったのかもしれません。骨粗しょう症、両股内転筋腱炎、両肩関節周囲炎、頸椎骨軟骨症、第4腰椎変形性すべり症とたくさんの疾患を抱えていました。

腰痛や背中の痛みがあり、長く歩くと疲れるけれど、何か運動をしたほうがよいだろうと思って、テレビの健康番組を見たり、健康に関する本を読みながら、自分なりにあれこれと健康法を試されていました。しかし、どんどんからだが弱っている気がして、人前に出るような地域でのイベント活動や友人と出かけるのが苦痛になり、抑うつ気味になってしまいました。

学生時代から勉強好きで高校でも成績はいつもトップクラスの優等生。学校を卒業してからも公務員や営業職でリーダーシップを発揮して、いつも周りの注目を浴び、みんなとわいわい楽しく生きてきた若いころの自分とはまったく別人のような生活を送っていたのです。

このままではいけないと思って、思いきって壁立ちの指導を受けてみようと思ったのが2017年の12月ごろです。自宅で寝る前の1分間を始めて、あまりにも簡単すぎるので「こんなことで何か変化があるのか？」と疑問に思いながら、数週間も続けるとなんだか以前の冴えた自分に戻ってきたように感じられるようになったと言います。

上鳥羽さんの姿勢を直す「壁立ち」改善エクササイズは、反り腰を直すために、骨盤の前傾を直すワンアクションでした。腰の反りが強いので、このまま腰椎の前弯が強まれば、脊柱管が狭まるうえ、椎間板も後方へ突出し、神経を刺激することになるかもしれません。

なので、背中の後方の骨に無理がかからないように腹筋のドローインをお伝えしました。

①骨盤のバランス

前傾している腰を後傾させるワンアクションで骨盤を立てます。お腹が出た姿勢になると腰の反り（腰椎の前弯）が強くなります。腹筋力が必要なので、座っているときは腰を椅子の座席に押し付けるようにしながら、お腹をへこめるように力を入れるようアドバイスをしました。

カートでからだを支えながら通っていた近所のスーパーには、ふたたび自転車に乗っていき、さらには野菜はこのお店、お肉はここ、お魚はあのお店と、2、3軒はしごできるまでに。そんな自分を頼もしく思い、体力に自信もついてきました。食べものにこだわると食事がおいしく楽しみになって、食欲も出てきたと言います。

からだが変わると気持ちも変わってきます。

「朝目覚めて、窓の外を見るとうれしい。ぐっすり眠れるようになったので、前日の疲れが残らなくなった。椅子から立ち上がるのも面倒だったのに、今はチャキチャキと素早く片づけできる自分がうれしい。食事の用意をするときも、新しい食材や調理法を調べて、おいしさの追求や便利さの探求をおこなっています」

今まで苦手だと思っていた人にも自分から話しかけたり、会話の中で気に障ることを言われても気にならなくなってきたそうです。

「頭も冴えていると感じるようになりました。これまで思考が定まらず、テレビや本に書いている意味が理解しにくかったり、記憶があやふやで思い出したり思考することをあえてしなくなっていました。人に何かを説明することもなぜか理解してもらいにくい。そんなことがあったのが、嘘のようです！　今では、頭がフル回転で動くので、習い事に行くのも楽しみで仕方ありません」

上鳥羽さんは本来の積極性や社交性が発揮されて、まったく参加しなくなっていた地域のイベントや活動にすべて参加するようになりました。昔からの友人や仲間たちとも連絡を取り合い、あちこちに出かけられています。

以前は、病院の待合室でも誰とも関わらず目をつぶって待っていたのが、周りの患者さんたちと積極的に話をして、リハビリの先生や看護師さんたちと冗談を言いながら大笑いする姿が見られました。数週間の壁立ちで上鳥羽さんの生活すべてが変わったのです。

「今までは自分の姿勢を鏡で見たり、人からどう見られているかを気にしたことはなかったのですが、毎日姿勢を意識することが多くなりました。がに股や猫背の人を見たら、はっとして自分の姿勢や歩き方は大丈夫かなと、背筋を伸ばします。

首や頭が前に出ている姿勢の人を見れば、肩がこるだろうし、呼吸がしにくいのではないかなと、教えてもらった知識で、自分の姿勢を無意識に直してしまいます。

以前は出かけるのがほんとうに苦痛だったんですが、今は気分がいいので外出は楽しみのひとつです。いつまでも若々しく、杖を突かず自分の足で歩きたいです。お稽古事も続けていきます。やりたいことがあったら、なんでもやってみます。少しでも実行していきたいと思っています」

今までもさまざまな健康法を試されてきた上鳥羽さん「より効率のいいやり方でからだをよくしたい」と言われました。その方法に壁立ちを選んでいただき、私たちはとてもうれしいです。抱えていたさまざまな疾患も、医者と相談した結果、骨粗しょう症の薬を服用するのみでとくに治療はいらなくなりました。上鳥羽さんがこれから積極的な活動を通して、周囲の人々、地域を変えていく模範となる。そんな未来が見えます。

1年前からあった「腰部脊柱管狭窄症」のしびれや不安が一気になくなった

伏見富子さん（仮）70歳

伏見さんは、1年前に腰部脊柱管狭窄症と診断を受け、それほどまでの痛みはなかったものの、おしりから足にかけてのしびれ・脱力感がありました。

ここで、脊柱管狭窄症の治療について簡単に一言。

脊柱管狭窄症は自然軽快されることも多いので、しびれや麻痺、脱力感、尿漏れなどの馬尾症状を起こさない限りは、手術を検討しない保存療法で、運動療法をおこなうことが多いです。そのため、多少のしびれや麻痺症状では手術せず、その症状と日々向き合っていかなければならないという不安やストレスが付きまといます。

伏見さんは、今後、症状が重くなり、最終的には長時間の歩行が困難になる神経性間欠跛《は》行になるのではないかと悩んでいました。外来でレントゲンを撮って診断を受けた際に、脊椎が左に傾き、第5腰椎を圧迫していると言われました。その原因と病態・対策について説明を受けた際、円背になっているのを指摘されたそうです。

これ以上悪くならないよう体操をしようと本を読んだり自分で本を調べて、

背筋と腹筋と大殿筋小殿筋を強化する腰痛体操もおこなっていました。このころ、両手へバーデン結節と関節リウマチという診断もついていて、しびれは1日に数回数分間続き、何をしたらいいかわからず、どうしようもなく不安に思っていたそうです。

「院長先生から壁立ちの指導をおこなっていることを聞き、看護師さんも一緒に指導に入られているということで、ものは試しにやってみようと思いました」

伏見さんの姿勢を直す壁立ちの指導は、胸椎と腰椎に自然なS字カーブができるように、骨盤後傾の人向けのエクササイズだけでなく、巻き肩の人向けのエクササイズを加えた壁立ちを指導しました。

①円背

長年の習慣から腰椎の自然な前弯がなくなり、背中のS字カーブが平らになった状態を「円背」と言います。腰椎の椎間板と椎間板の間の接触が高くなり、椎間関節の摩耗が早まると下肢の神経痛や足のしびれ痛みなどが出ることになります。重力を自然に受け流せなくなった脊椎の状態では、椎間板ヘルニアや脊柱管狭窄症になりやすいので注意が必要です。

②骨盤のバランス

後傾している腰を前傾させる動きで骨盤を立てます。やはり、おしりの筋肉と太ももの後ろの筋肉が弱いので、壁立ち指導ではお腹に力を入れてへこませお腹と胸を上に伸ばすよう引き上げを意識してもらいました。

壁立ちを始めて2か月くらい経ったころから、あのなんとも言えないしびれがなくなっていることに気づいたそうです。

また、伏見さんは普段歩くときに胸とお腹を引き上げて歩かれることを意識されました。

これはドローインというお腹の腹腔《こう》の圧力をかけることで、背中やおしりの筋肉を強化する動きで、腹筋だけでなく、背筋や下肢の筋肉も鍛えることができ、壁立ちの効果をさらに増強してくれました。

さらに、普段の生活のなかでも壁立ちの基本の動きを思い出して、肩甲骨を上げて下ろすといった巻き肩の人用のエクササイズを取り入れ、からだがスムーズに動くようになったと言います。


もともと伏見さんは、健康面を意識することはあっても、スポーツ歴もなくわざわざジムに行ったりジョギングをしたりといった運動はやりたくなかったそうです。けれど、若いころは食品関係の会社で立ち仕事をおこなっており、定年退職後も8時間くらい立っていてもまったく苦にならなかったという話を聞くと、仕事や生活のなかで重力に抗う体幹を鍛えてこられたのかなと思いました。

壁立ちから始めて、まず見た目の変化が起こりました。以前からご兄弟に姿勢の悪さを指摘されていたそうですが、最近はまったく言われなくなったそうです。伏見さんは実年齢より10歳ほど若く見えます。

円背も「これ以上丸まらなかったらいい」くらいに思っていたものが改善し、こんなに早く姿勢は改善できるものなのかと胸が躍ったそうです。首、肩、腕、手、足の付け根、太もも、膝、ふくらはぎ、脛《すね》、足首のどこかに必ずあった痛みやしびれがなくなり、この先歩けなくなるのではないかという不安もなくなったそうです。

伏見さんは漠然とした不安を解消したことで、これから歩んでいく道がはっきりとしたそうです。ウォーキングショーでカツカツと歩き、ターンを決めて颯爽と歩く美しい姿を見せてほしいと思います。

第5章

からだを
若返らせる秘訣は
「寝る前の1分間」

誰でも姿勢は直したい

姿勢を矯正できる椅子、コルセットのようなベルト、靴のインソールまで姿勢を整えるグッズはたくさん販売されています。書店に行っても健康本コーナーに所狭しと姿勢の本が並んでいます。姿勢専門の治療院なども全国展開されています。

それだけ「姿勢」には需要があり、そして、姿勢さえ整えれば、肩こり、腰痛をはじめとしたあらゆる不調がなくなるということも、皆さんわかっていると思います。

筋肉への負荷が少なくなることで、こりや痛みが改善します。また、胸郭の圧迫による「呼吸器官」や「消化器官」の機能不全も回復します。

背骨の変形や圧迫は間接的ですが、知覚・運動・感情といった中枢神経や体温、消化、排尿をコントロールする自律神経にも関与してきます。脊髄の中には自律神経が通っているので、姿勢をよくすれば神経細胞同士の電気信号の行き来が闊達《かったつ》に働き、アセチルコリンやγアミノ酪酸などが脳の海馬や大脳皮質から出てきたものを全身の末梢神経に速やかに伝えて調子を整えていくことができます。

神経伝達物質が十分に行き渡ると各消化器官や運動器、循環器が修復され、筋組織や骨の代謝も促進されます。これまで述べてきたとおり、神経伝達物質の巡りがよくなることで、感情面にも安定感や気力、意欲が出てくるといったことも、姿勢改善の効果だと考えています。

壁立ちなら誰もが姿勢を変えられる

このように姿勢改善にはさまざまな健康効果があり、姿勢改善の情報も多いのに、運動器疾患の患者数は減りません。この状況を打破するためには、どうしたらいいのでしょうか？

医療現場では、医者や理学療法士から指導された運動を忘れてしまったり、自分なりのやり方があっているのかも途中でわからなくなったり、痛みが出て続かなかったりする人がたくさんいらっしゃいます。

「同じ疾病でも、あなたにはこの方法ができても、自分にはできない」

痛みは主観的なものであって、誰にもわからないものですから、当たり前です。

壁立ちは、80歳になっても90歳になっても万人ができる運動です。なぜなら、地球の重力に合わせた垂直重心をとるということは、老若男女問わずおこなっていることだからなのです。

しかも、壁に立つという指標が定まっているので、頭部・体幹・上肢・下肢のからだの重心線が地面に垂直になり、方法を間違わずに安心して実践できます。

これまで運動療法が習慣にならなかった理由

皆さんが運動療法を習慣化できない障害としていちばん最初に思いつく答

えは、「時間」ではないでしょうか？

「病院やクリニックで1日1回、自宅で簡単にできる方法を教わった！」でも、毎日色々な用事がある。忙しいからと三日坊主になっている。病院に行く日が近づいてくると、前日から言い訳を考えてクリニックのドアを開ける。そんな経験はありませんか？

どんなに「簡単」「無料」「自宅でできる」健康法でも〝継続〟が効果までの道のりです。習慣となるまでには、最低でも細胞がアポトーシス（細胞死）して再生する2〜3か月間は必要で、よくなった状態を定着させるまでは季節を2つ通り越すくらいかかります。

「姿勢を直そう！」と意気込んでも、運動時間をつくるのは最初だけ。仕事でも家事でも外出でもなんでもやらなくてはいけない緊急の用事を優先しなければ、冷たい目を投げかけられてしまう社会に生きる私たちにとって、重要なことは後回しになりがちです。

そのような環境下で医者から「検査数値が基準値を下回っているので運動指導が重要です」と言われても、後回しになり、そのうち、重要度も薄らいでいってしまうわけです。その結果は――前章の患者さんたちの例を見ていただければわかるでしょう。

壁立ちが習慣化できる理由

①時間帯

夜寝る前なら、誰も邪魔しません。自分との約束に集中できます。歯磨きを終えたらそのまま鏡の前で壁立ち。ベッドに入る前に壁立ち。入浴後、着替えたらそのまま壁立ち。どんな状況でもかまいません。何かの〝ついで〟でもいいので、壁立ちを試してみてください。寝る前というフリーな時間帯だからこそ習慣になりやすいのです。

②からだへの記憶術

壁立ちは、〝頭〟で記憶するのではなく、〝からだ〟に記憶させるものです。からだで記憶するというのは、少しわかりにくいかもしれません。ダンスをおぼえるときに、はじめは頭で考えながら動きを真似して、いつのまにか無意識で動けるようになるのと理論は同じです。

壁に沿わす一連の動きを意図的に反復することで、脳細胞に神経細胞の電気刺激が起こり、刺激の連鎖反応によって脳細胞が結合を強めます。結合は繰り返されることで強固になり記憶になります。

反復運動は大脳で記憶され、記憶したとおりに小脳が指令を出します。小脳でおぼえると意識しなくても無意識でできるようになる。これがからだへ記憶させる脳のプロセスです。

睡眠中は脳の情報処理の時間でもあり、からだのフォルムを脳が記憶し指示を出しやすいということもあります。脳は、目が覚めているあいだ休むことなく稼働し、眠っているあいだに昼間に起こった膨大な情報を整理し、記憶しています。

余談ですが、この脳の生理的な働きは、速読やフォトリーディングをやったことがある人なら、リアルに実感できると思います。脳は視覚で情報を必要なときに引き出せる電気信号となって記憶するメカニズムをもっています。

壁立ち
←神経伝達で全身の電気刺激
←大脳で意識する
←小脳が大脳の代わりに指令する
←無意識
←習慣化

大脳からの電気信号を情報整理する夜の時間帯は、からだに姿勢を定着するのに打ってつけです。脳に記憶が定着すると、日中の活動時も姿勢がよくなります。意識しないで、勝手にからだの重心線を地面と垂直にするための運動神経や知覚神経が筋肉に情報伝達し、考えないでもからだが動くようになるからです。

また、記憶を定着させるといっても、複雑な動きだとおぼえにくいですし、やる気も続きません。立つだけの簡単さ、痛みや違和感があっても不安感なくできる、リラックスして軽くできる、からだの活性化だけでなく見た目から若返るので効果を実感でき、ますます続けたくなる。壁立ちは最大の効果を出すために考え抜かれた健康法なのです。

③ミニゴール設定

壁立ちで健康を取り戻した患者さんたちは「100歳まで歩ける」という最終目標に向かって小さなゴールをつくっておられます。「ファッションショーに出演」「家族や仲間との旅行」「ご夫婦でお遍路48か所巡り」「故郷の同窓会で錦を飾る」など、1年以内に取り組める目標を設定されていて、達成の楽しみを健康につなげています。

「ご褒美になるミニゴール」の設定があったら、緊急度が増すのではないでしょうか。ポイントは「身近な誰かを喜ばせられる」ものかどうか。壁立ちの効果を大切な人と一緒に喜び分かち合う時間に還元していただきたいと思います。

自分との約束ほど難しいものはありません。ですが、私たちは自分の信用を落とさないために、他人との約束だと守ります。自分との約束は優先順位が下がってしまいがちですが、じつは自分との約束ほど大事なものはないのです。

人間は自分に合った行動をとるので、約束を破り続けていると、約束を守らない、守れないという自己認識に合わせた行動をとっていきます。

しかし、自分との約束を守って、「自分にはできる！」という自己効力感が高くなれば、その力強さや誠実さが自己イメージになるでしょう。

寝る前こそ健康になる「黄金の１分間」

これまで述べてきた壁立ちの効果をまとめると次のようになります。

・体幹を鍛えて腹直筋などインナーマッスル量を増やす

・神経伝達物質の流れがよくなり中枢神経の運動・知覚・情動が向上する
・関節の可動域を広げる
・骨の代謝を上げて骨粗しょう症を予防する
・血流の流れをよくして、代謝を上げる
・リンパの流れをよくして、デトックスを促進する
・自律神経の働きで血圧・体温・消化・排尿が調整できる
・免疫力が高まる
・胸郭が広がり心肺機能が向上する

これらは〝夜寝る前〟に実践するだけで、24時間効果を発揮します。なぜならご紹介してきた骨ホルモンや骨格筋ホルモンのほかに、成長ホルモンが就寝中に働くからです。寝る前こそからだにとっての「黄金の1分間」を生み出します。

就寝中にからだを若返らせるホルモン

①成長ホルモン

成長ホルモンは、脳の下垂体で発生して、アミノ酸を原料に、骨の代謝を活発にします。子どもの身長が伸びるのは成長ホルモンの作用です。筋骨以外の臓器から分泌されているホルモンのなかで、もっとも筋肉や骨の成長に大きく関わっており、骨の成長が止まった成人以降では、筋肉の維持や皮膚、骨を丈夫にするといった全身の機能を向上させる生理活性物質になります。

それ以外にも、前述したような免疫の強化やコレステロール代謝の改善、心肺機能の向上、記憶力の強化など作用が多いので、若返りのマスターホルモンとも呼ばれます。「若いときは一晩寝たら元気になったのに」と言われ

成長ホルモン分泌の変化

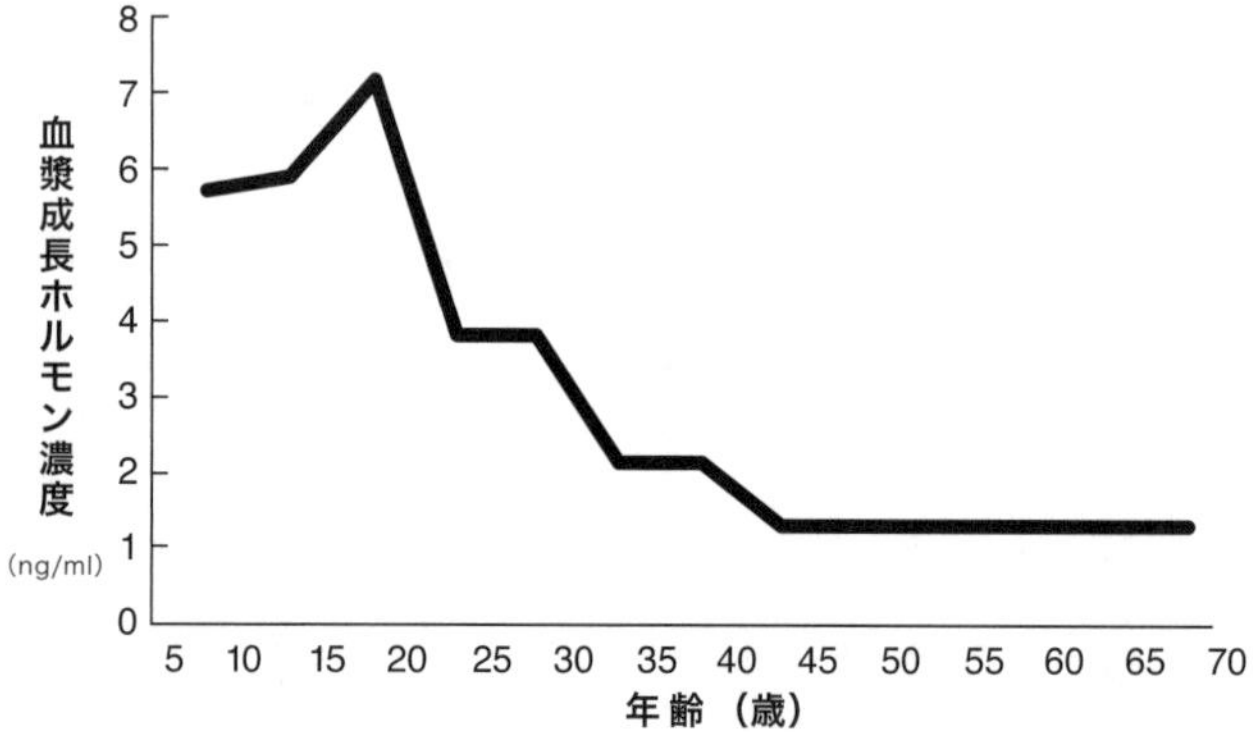

ますが、その一晩でからだをメンテナンスしてくれていたのが、成長ホルモンだったというわけです。

成長ホルモンは子どものときだけにしか出ないイメージがあるかもしれません。

たしかに30歳ごろから大きく低下しはじめて10年間でおよそ13%も低下してしまいます。60代になると20歳のころの4分の1程度になります。

「高齢でも成長ホルモンは出ますか？」と質問されることが多いですが、80歳になっても90歳になっても若返りのマスターホルモンは分泌されます。

成長ホルモンの分泌は食事、運動、睡眠で高まります。いちばん多くなるのが「睡眠時」です。睡眠中に約９割が分泌されます。

人生の３分の１は睡眠です。睡眠は生理的な欲求のひとつであり、健康でいるために最重要なもののひとつです。大げさでなく、寝ているあいだにからだは根底からの健康づくりをおこなっているのです。

睡眠の質を高めるためのひとつのポイントとして、就寝３時間前は飲みものだけにしてください。固形物や食品を摂らないことで胃壁が刺激され、グレリンという胃から産生されるペプチドホルモンが、脳下垂体に働き成長ホルモンを分泌させます。

また心身にストレスを感じるとコルチゾールが分泌され、酸化ストレスが促進されます。同時に、ＤＨＥＡが分泌され、大慌てでコルチゾールを元のレベルまで下げるために働きます。コルチゾールは筋肉年齢や骨年齢にも悪影響をおよぼし、筋萎縮や骨密度を下げるばかりでなく、認知機能や記憶力を低下させ、成長ホルモンや性ホルモンの分泌量も落ちてしまいます。

②メラトニン

「年をとると朝早く起きてしまう。夜中に何度も目が覚めてトイレに行きたくなる」

これは、睡眠リズムをコントロールしているメラトニンの分泌量が減っているからです。メラトニンは脳の松果体から出ているホルモンで、体内時計のリズムを司り、睡眠を促してからだを休ませる作用をもちます。

海外旅行に行ったとき時差に慣れていくのはメラトニンの働きによって体

内時計と環境リズムのバランスが調整されるからです。

このメラトニンは、胸腺由来の免疫を強める作用があり、抗酸化力が非常に強いので、昼間に受けた酸化ストレスを睡眠中に消してくれます。

細胞一つひとつに浸透して、活性酸素からＤＮＡを守るため、乳がんなど複数のがんで予防効果や治療効果が確認されています。免疫機能を高める作用やコレステロール代謝改善作用も強い、頼もしい用心棒のような存在です。

メラトニンの分泌は夜20時あたりから始まり、眠りに誘います。メラトニンは午前3時をピークに、朝にかけて分泌が制限されていくと同時に、今度はコルチゾールというホルモンが副腎から分泌されます。

コルチゾールは覚醒させる機能を担っています。目が覚めて、カーテンを開けて朝の光を情報として目に入れることで、また次の睡眠のリセットをメ

睡眠とホルモン分泌の周期

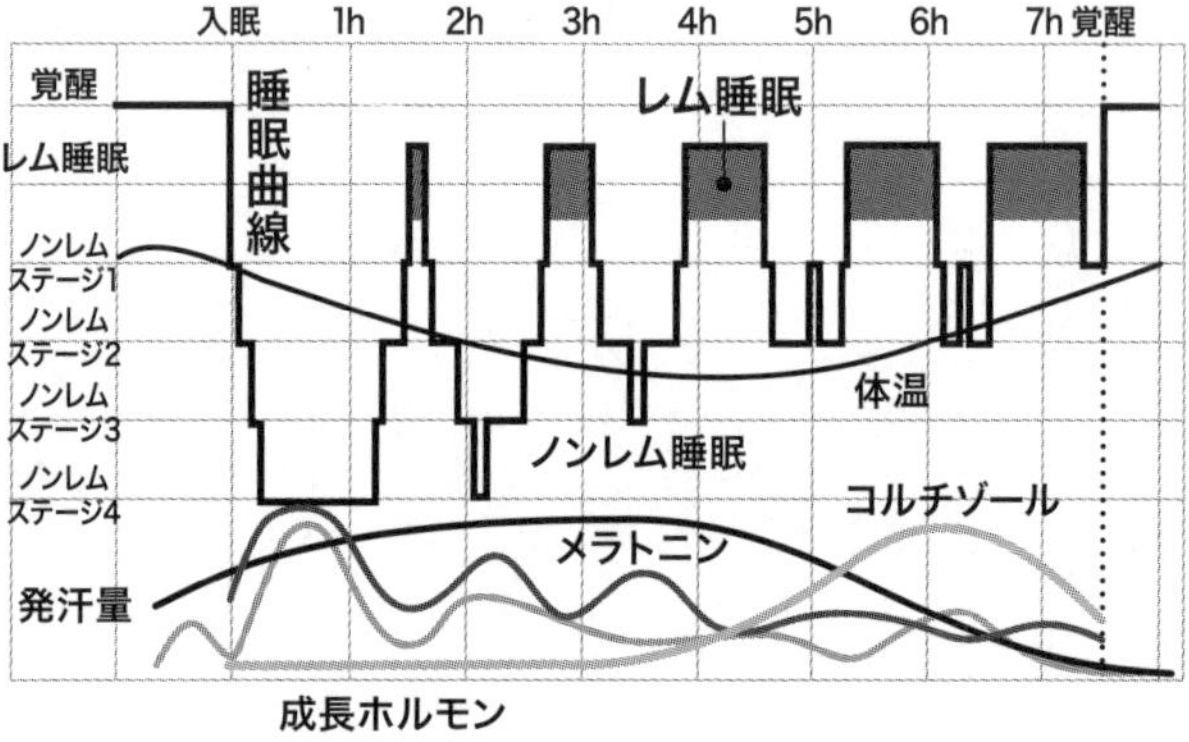

ラトニンがおこないます。

なので、起きたらすぐに太陽の光を浴びることを推奨します。メラトニンがリセットされて15時間後に分泌され、睡眠の質を上げます。

しかし、残念ながら睡眠障害で眠れない人たちが多くなってきており、現代病のひとつとも言われています。眠れないとからだも脳もくたくたになってしまい、酸化ストレスを解消できないので老化も進みます。

睡眠を促すにはメラトニンが出やすい環境をつくるのがポイントです。

寝る前は副交感神経が優位になっている必要があります。

③自律神経の働き

ご存知の方も多いと思いますが、自律神経は交感神経と副交感神経の２種類に分かれます。交感神経は、狩りをする豹のように集中力を高める神経です。獲物を狩るときは瞳孔が開き、遠くまで見通せるようにセットされます。心肺機能の働きが高まり、アドレナリンの興奮が普段の瞬発力をさらに高めます。活動量の増える日中に優位になります。

一方、副交感神経は、交感神経と逆の働きをします。心臓の鼓動がゆっくりになり、気持ちが落ち着き、からだもリラックスします。血管は拡張し、神経伝達物質の運搬もスムーズになり、全身に届けられます。体温も呼吸もゆっくりと低下しているので、活性酸素を除去していき、からだはリフレッシュされていきます。夕方6時から朝6時のあいだに優位になります。

どうしたら寝ながら若返りホルモンをうまく活用できるのか？

成長ホルモン・メラトニンを分泌させる鍵は「眠りについてからの3時間」です。就寝後3時間ほどで睡眠がいちばん深くなり、脳が休息して熟睡状態になるからです。

レム（REM：Rapid Eye Movement）とは急速眼球運動のことで、睡眠中に眼球が瞼の下で動いている状態を指します。からだは寝ていますが脳は起きているので、走っている夢を見たりすると、からだがピクリと動いたりします。浅い睡眠です。

ノンレム睡眠というのはレムがない深い睡眠のことです。眼球運動をしな

眠りのサイクルイメージ

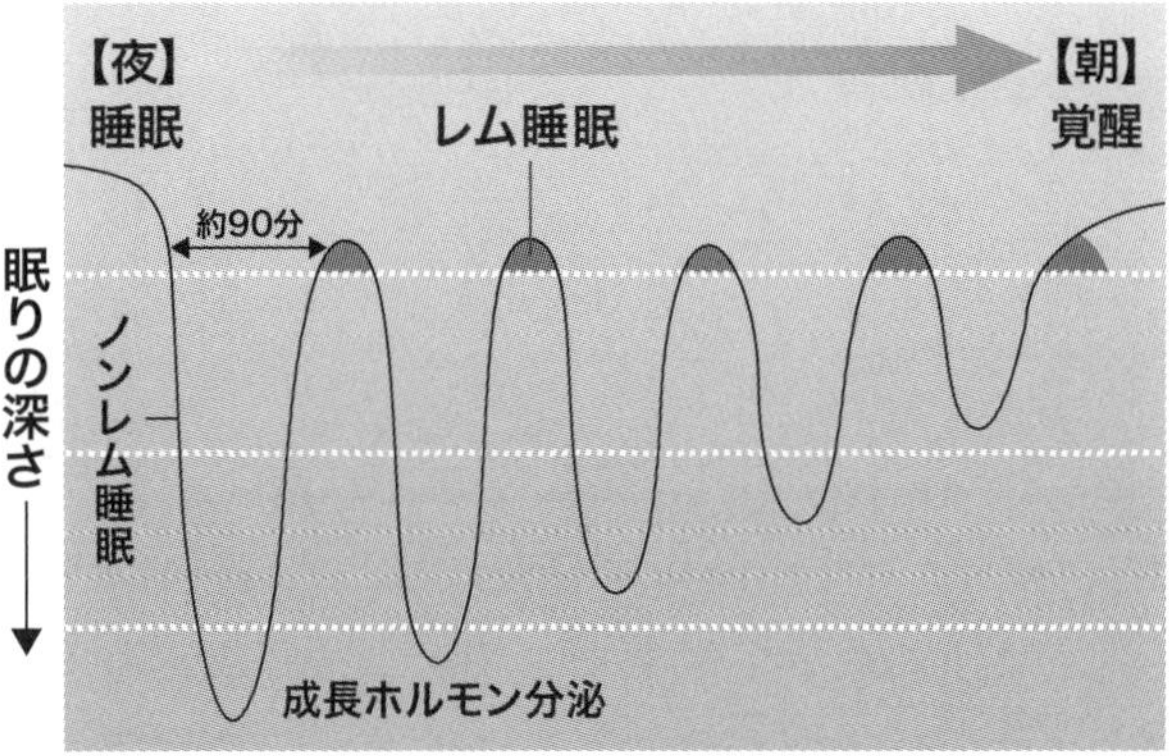

い睡眠で、脳が休んでいる状態です。このとき、からだは筋肉、骨、臓器の修復をおこない、副交感神経が優位になってるので、呼吸や脈拍、血圧、体温も下がった穏やかな状態になります。

このノンレム睡眠は、ステージ１からステージ４まであり、４がいちばん深い睡眠になります。入眠後通常45～60分でノンレム睡眠、その後徐々にレム睡眠になり、90分周期で繰り返すのです。90分ごとに繰り返す2巡目がいちばん成長ホルモンが多く分泌されます。

γアミノ酪酸が不安を鎮め、心のストレスを緩和させ、メラトニンが必要量分泌され、成長ホルモンの分泌もピークになります。入眠後3時間はまさに若返るための「ゴールデンタイム」なのです。


ところが、昼寝が長かったり、日中の活動量が少ないと熟睡しにくくなります。「寝つきが悪い」「途中で目が覚める」と、90分周期が崩れ、成長ホルモンの分泌量が減り、からだの細胞レベルでの回復効果が不十分で、目覚めたときに疲労が取れていないことになります。

徹夜明けの状態を思い出してみてください。鏡で顔を見てみると、一目瞭然ではないですか？　脳がエネルギー不足で意欲が出ない。五感が鈍くなって食べものもおいしくないなど、情動、運動神経、認知能を含めてあらゆるパフォーマンスが低下します。

睡眠の質を上げる小技

そこで睡眠の質を高めるためのちょっとした工夫をご紹介します。

①体内時計のリセットは起きてから2時間以内に食事をとることが推奨されています。しかし、午前４時からお昼の12時までは固形物でも消化に負担をかけないように、ジュース状にするか植物酵素を大量に含んでいる果物や野菜をかみ砕いていただくのがよいでしょう。

②昼寝は15時よりも前におこない、最大30分までがお勧めです。心身のリフレッシュに活用しましょう。日中の活動量が適度にあったほうが、入眠しやすいし、質の高い睡眠になりやすいです。

③のどが渇いていなくても意識してコップ1杯の水を飲むのもお勧めです。水飲みはつねに意識したいことです。頭がぼーっとしているときも集中力を取り戻せますし、不安な気持ちも解消されます。体内では、1日180リットルもの体液をろ過しています。肝臓や腎臓にしっかり乳酸や尿素といった毒をデトックスしてもらうことで、酸化ストレスも減らしていきます。つまり、体内に入った食品添加物などの有害物質は水の力で利尿・排便され体外に排出されていきます。

④寝る前にスマホやパソコンを見ると、交感神経優位になり、脳が興奮してしまいます。眠れないどころか肩こり、倦怠感、頭痛、胃腸の調子が悪いなど、不調が次々と将棋倒しでかさばってくることもあります。

睡眠環境として、照明は真っ暗にして寝ましょう。夜寝る前に壁立ちをするのは、睡眠の質を上げるための儀式だと考えてみてください。脊椎をしっかり立て、腰や肩、足などの大きな骨格筋を伸ばす運動は、骨や筋肉からのホルモン分泌を促し、海馬や小脳に作用して神経伝達を回復させ、自律神経が整って副交感神経優位になります。わずか1分の壁立ち時間が、からだの自動回復スイッチになるのです。

ただし、睡眠障害や睡眠時無呼吸症候群などがある場合は、その限りではありません。また、薬の副作用や疾病が原因で睡眠障害になることもあります。そうした場合は、自己判断せずに専門医に相談することで病気の予防や治療にもつながります。

寝る前1分の壁立ちをゴールデンタイムにする呼吸法

正しい姿勢は胸郭が開くので、呼吸が非常にラクになります。胸郭が広がると肺の気圧が低くなるので空気がしっかりと肺に流れ込みます。

壁立ち時の呼吸は腹筋と横隔膜を使って、大きな呼吸を繰り返す「腹式鼻呼吸」になります。この目的は2つあります。1つは、大きな呼吸をおこなうことで、「腹膜と横隔膜の筋肉トレーニング」になることです。

基本は鼻から息を吸い（お腹を膨らませる）、鼻から吐ききる（お腹をへこませる）腹式鼻呼吸ですが、横隔膜は普段の呼吸だとあまり大きく広がることはありません。

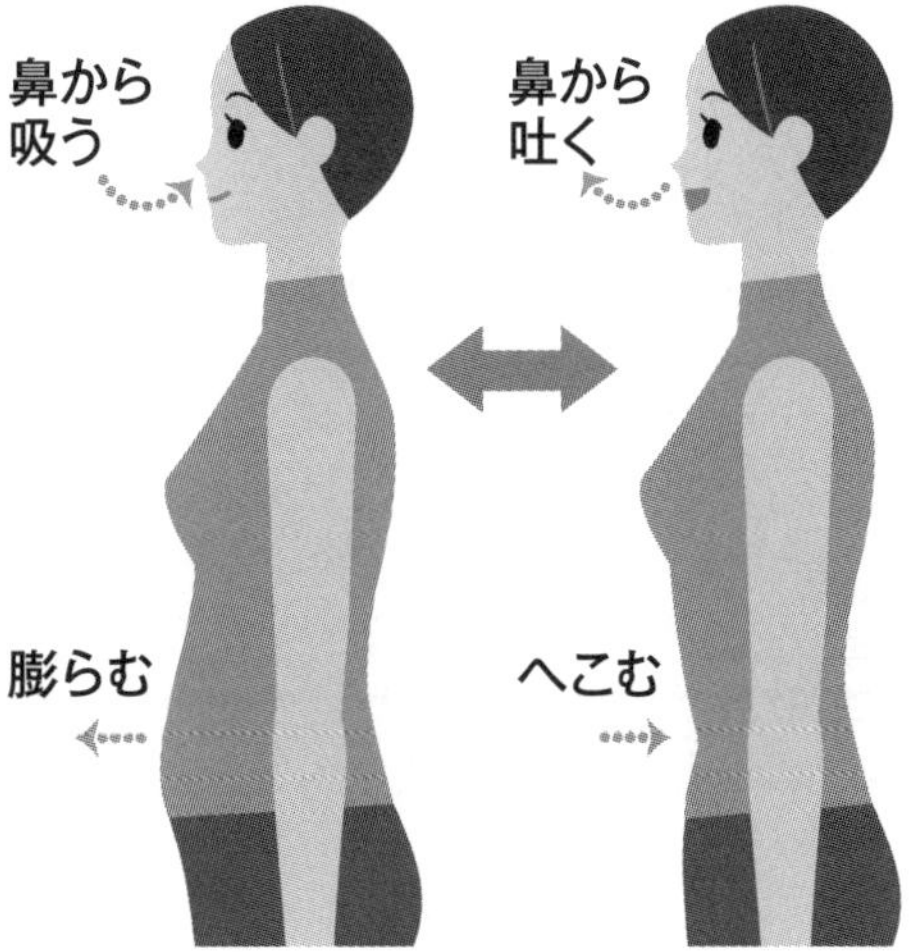

深い腹式呼吸は腹圧を使うので、ドローインをおこなうことになり、体幹が鍛えられます。お腹の筋肉には、腹筋運動で鍛えられる「腹直筋」と、その内側にある「腹斜筋」があります。腹式呼吸でお腹をへこめることで腹筋の中でもいちばん内側にある腹横筋という筋肉を使えます。

おへそを引っ込めたときは腰骨の出っ張り部分が硬くなります。その部分が腹横筋です。

腹横筋は腰周りを支えている、コルセットのようなもの。人の姿勢を維持するのに重要な働きをします。重心の安定した姿勢をとれることと、深く呼吸をおこなうことで血流もしっかりと流れるので、全身の循環を巡らせることになります。

2つ目の目的は、「リラックス」です。大きな呼吸を壁立ちのあいだずっと継続することで、脳の副交感神経が優位に働き、心が落ち着いてきます。不安感や焦燥感が抑えられ、昼間あったストレスや嫌だったことも気にならなくなります。夜は副交感神経優位の時間帯なので、壁立ちをしたあとベッドに入ればリラックスしながら質のよい睡眠を得ることができるでしょう。

ここまで述べてきたことをまとめると、壁立ちでは骨ホルモン、骨格筋ホルモンの分泌を促し、神経伝達を回復します。

さらに寝る前におこなうことで副交感神経を味方にして、若返りのマス

壁立ちによる正のスパイラル

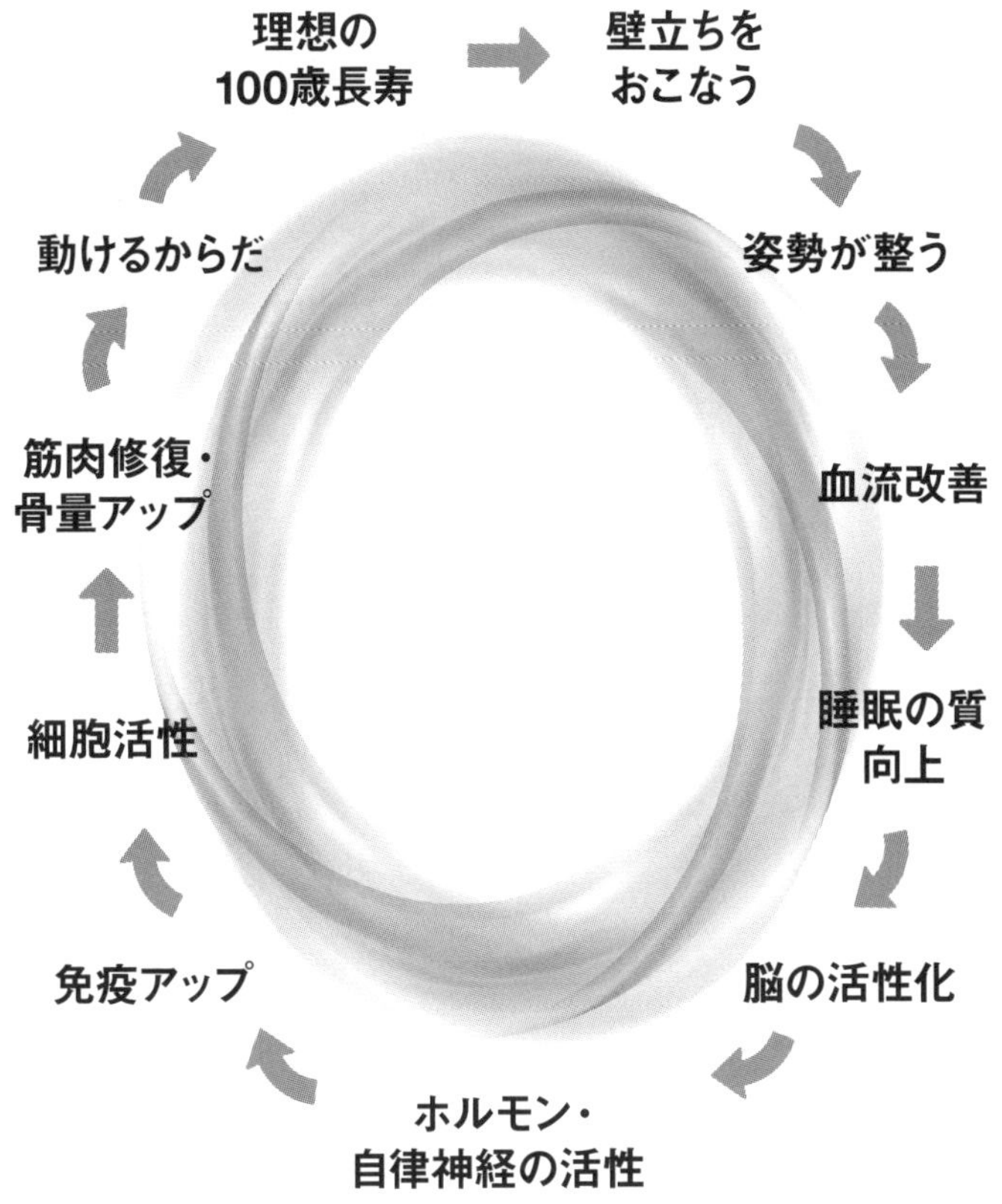

ターホルモンである成長ホルモンや抗酸化作用の強いメラトニンの分泌量を増やします。この結果、脳もからだも若返るのです。

壁立ちの健康効果がわかったところで、最後に日常生活での正しい姿勢をご紹介します。壁立ちに加えて、日常のどんなシーンでもからだにもっとも重力の負担がかからない姿勢を身につけましょう。

第6章

怪我・病気予防の鍵は日常生活の健康姿勢

痛みが起こるメカニズム

人類が二足歩行を始めたときから起こったとされる腰痛と肩こり……。中高年に多いと思われがちです。しかし、子どもや若い人でも長時間同じ姿勢でいたり、悪い姿勢で仕事をすれば、当然、腰が張ったり、肩がこるでしょう。

不良姿勢で長時間机に向かって書き物や読書をしたり、車の運転をおこなっている場合は、腰の筋肉が緊張するので骨にストレスがかかります。痛みが起こって普通なら2〜3日で治るものが、毎日のように繰り返されれば、慢性化します。整形外科での牽引や整体院でのマッサージは一次的な改善に

腰の反りが強いと神経圧迫が起きる

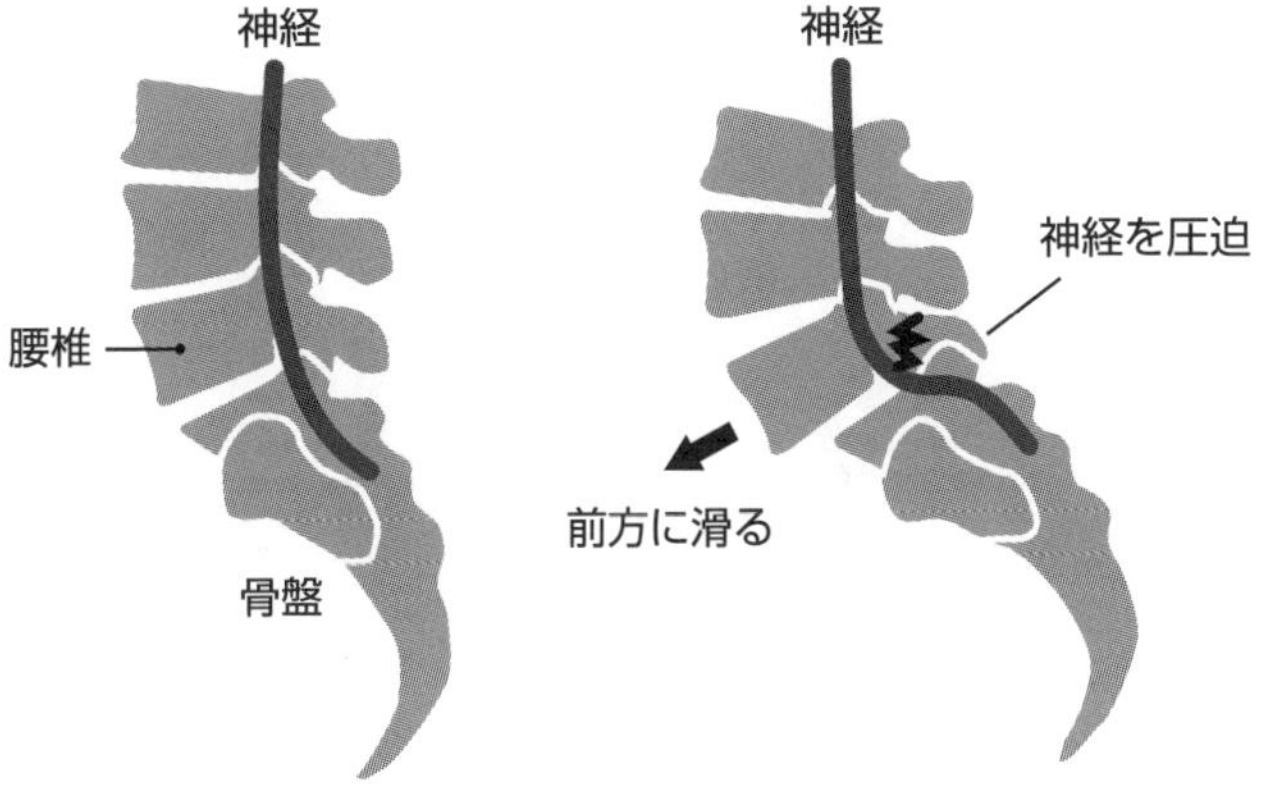

しかなりません。

重い物を持ち上げてぎっくり腰になった人は、荷重によって腰の反りが強まったことで激しい痛みになります。加齢で脊椎を支える筋肉まで落ちてくると、あちこちで不調が起こりやすくなります。

腰の反りがもっとも腰痛を起こす原因となるのですが、あまり知られていません。解剖学的に説明すれば、腰椎の前弯が強まって、脊椎間が狭まるうえ、椎間板が後方に飛び出し、神経を圧迫して痛みが出ます。

椎間板への重力調査

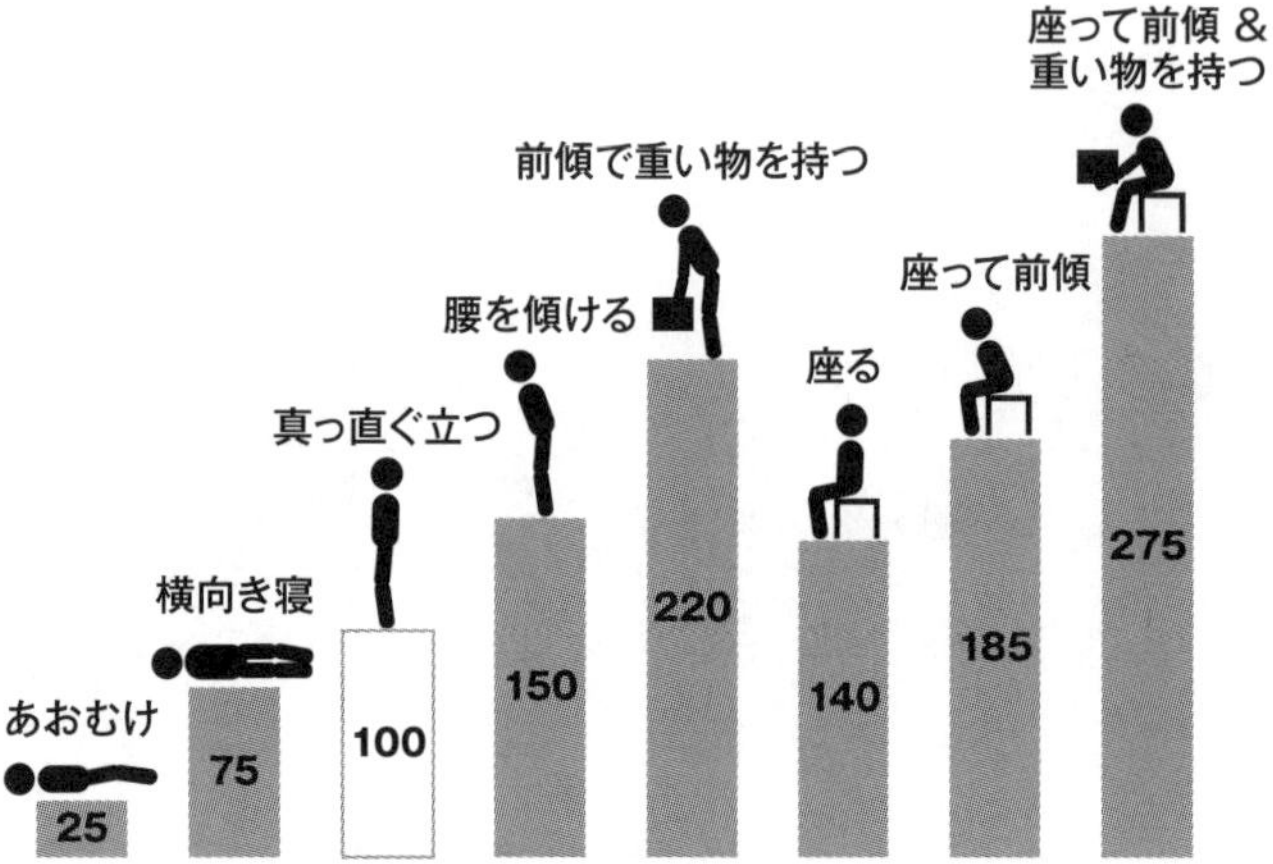

姿勢による腰への負担（Nachemson MD, PHD. 1976）

正しい姿勢でいる場合には、痛みは起きにくいのですが、姿勢が悪くなると脊椎の彎曲の状態が変わって痛みが起きやすくなります。

姿勢による椎間板への負担は、上図のようになります。体重70キロの人が、重さ10キロの荷物を持って、上体の前屈角度が20度になると第3腰椎にかかる荷重が約２２０キロとなるデータがあります。荷物を持たない場合でも、約１５０キロの負荷がかかっています。

腰の反りともっとも関係するのが骨力の低下です。家事や交通が便利になった現代社会ではどうしても正しい姿勢を維持できません。悪い姿勢で骨が生理的なS字を保てなくなり、背中にある多裂筋の支えにも限界があります。

重心線を整える壁立ちで骨から立て直しましょう。壁立ちは骨を整えると同時に筋肉・骨関節・神経が機能的に動き、それらへの負担も最小限になるので、怪我や病気を予防になります。

もともと脊椎動物の始祖は魚です。水の中と異なり、地上では脊椎を立てて重力に抗わねばなりません。そのために、壁立ちで筋力や骨力を鍛えましょう。

日常動作の癖を知って痛みの原因をなくす

痛みの原因となる日常動作をチェックしてみましょう。知らないうちについてしまったからだの癖。普段から姿勢が悪いとからだに負担がかかるので、当然疲れやすくなり、病気にもかかりやすくなります。

次のチェックシートで、健康姿勢を意識しても元に戻ってしまう原因を探ってみましょう。

A

- ☑電車で座るときは背もたれにもたれる
- ☑ソファでくつろぐときは背もたれにからだを預ける
- ☑椅子に座ると前のめりの姿勢になる
- ☑寝転がってテレビを見る
- ☑あぐらや横座りをする

B

- ☑ものを食べるときに、片側だけで噛むことが多い
- ☑頬杖をつく、ひじをつく
- ☑かばんをいつも持つ手が決まっている
- ☑足を組む癖がある
- ☑足のどちらかに重心をかけて立つ

C

☑食事中、前かがみになる
☑姿勢をよくするために胸を張っている
☑首を下に向けてスマートフォンを見る
☑胸を張って歩く
☑腕組みをする

D

☑歩くとき膝の裏が曲がっている
☑ハイヒールでの外出が多い
☑前かがみになる
☑足の裏全体をつけて歩く
☑歩きスマホが多い

A～Dの各グループごとにチェックがついた数を数えてみましょう。どのグループがもっとも多くチェックがつきましたか？　あなたの癖がどこにあるのかがわかります。

◎Aグループにもっともチェックがついた人

Aグループの人は安楽な姿勢を無意識にとってしまう癖をもっています。ラクな姿勢は筋肉を少ししか使わないので筋肉の老化を早めます。とくに腹筋と背筋が弱ります。

理想は背筋を伸ばして仙骨というおしりの真ん中にある部分を立てること。骨盤を立てるイメージです。骨盤を寝かせて前傾後傾すると腰は丸まるので、腰痛の原因になったり、からだの歪みが出やすくなります。骨盤を立てるために、お腹のドローインをすると自然に体幹周りの筋肉が使えるようになるので、正しくラクな姿勢を無意識にとれるようになります。ドローインについては前章を参考にしてください。

◎Bグループにもっともチェックがついた人

Bグループの人は、無意識にからだの片側に体重をかける癖があります。体重を乗せる足は骨盤が高くなります。骨盤のアンバランスが助長すると、肩の高さや顔の左右対称性が崩れます。どちらかに負担をかけない。または、交互に力を均等にかける意識をもつと、矯正しやすくなります。

◎Cグループにもっともチェックがついた人

Cグループの人は、長時間にわたって同じ姿勢でがんばってしまいやすい傾向があります。デスクワークや作業など長時間没頭すると集中力を落とさないために、椅子から離れられなくなるのが常ではないでしょうか。姿勢を変える、伸びをする。または意識的に立つ、歩くことがポイントです。

疲れやこりを感じたら、筋肉をゆるめるために首や頭の表皮をもむ、背中をねじる、手や足を伸ばして筋肉の緊張を取り除きましょう。

◎Dグループにもっともチェックがついた人

Ｄグループの人は、猫背・内股・膝曲がりという日本人特有の歩き方をする癖があります。原因はスマホやパソコンの画面を長時間見る仕事で首が前に突き出る姿勢から胸筋が短縮し骨盤へと影響したか、踵の高い靴をいつも履いていて骨盤が前傾し、それを補う姿勢からか、いずれにせよ中殿筋やハムストリングの筋肉低下が考えられます。

お腹を３センチへこませる。肩甲骨を寄せて胸を３センチ上げる。首を後ろに３センチ引く。

この３つを意識するだけで腰痛、首こり、肩こりが変わります。

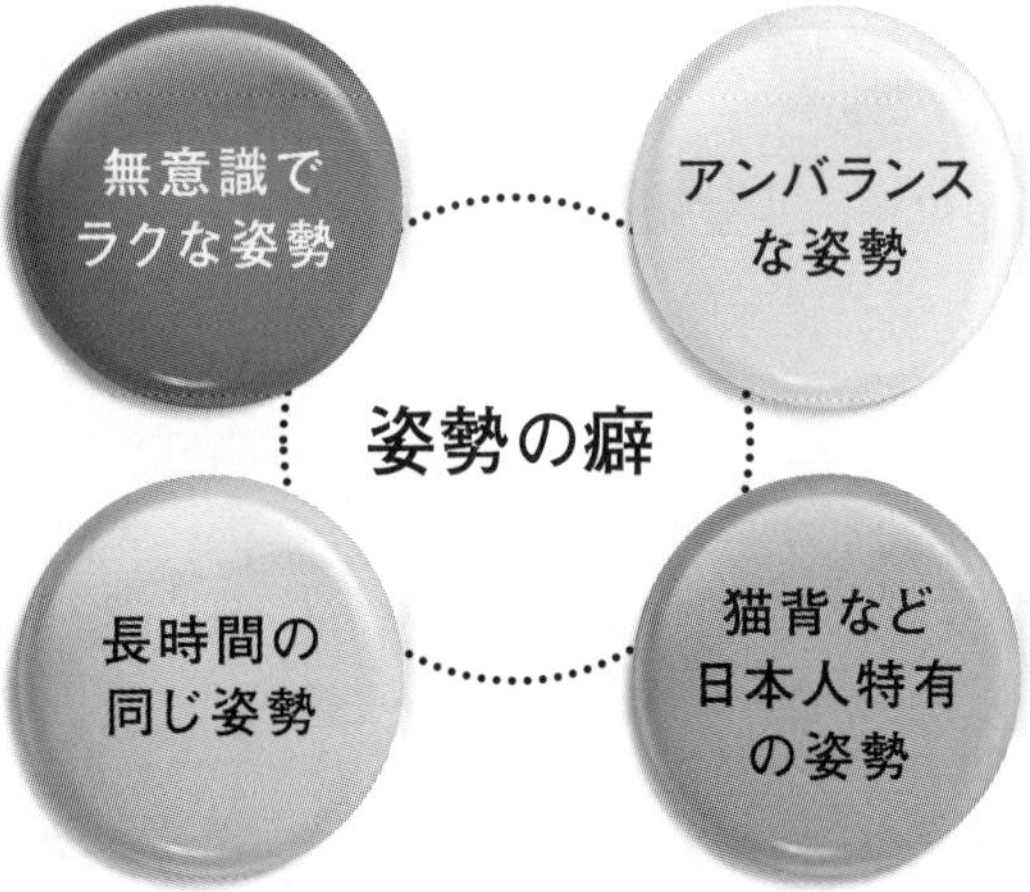

いかがでしたか？　４つのタイプの原因は、日常動作で筋肉への負荷を少しでも軽くしようとする無意識の癖です。自分の癖を見抜いて、からだのバランスをニュートラルに調整することで、徐々にからだは疲れにくくなっていきます。

筋力を自然に使い、からだを保持する正しい姿勢は、負担が少ないので動きやすいし、ほんとうはラクなはずです。ポイントは、バランスが偏らないこと。からだの表側と裏側のバランス、左右のバランス、上下のバランスを生かす日常動作が姿勢の崩れを正し、痛みや疲れをなくしていきます。

こう言うと難しく感じるかもしれませんが、面倒なことをあれこれ考えなくても大丈夫。壁立ちだけで不調は治ります。

生活シーンのなかで健康姿勢を保つ方法

しかし、壁立ちで姿勢を正しても動作癖があると、姿勢改善は3歩歩いて2歩下がるようです。時短で痛みと縁を切りたい、回復したい人のために、知らないあいだについた動作癖のちょっとした手直し方法をお伝えします。

起床時
ベッドから
起き上がる前

手足をグーパーする
～立ちくらみやよろけ防止～

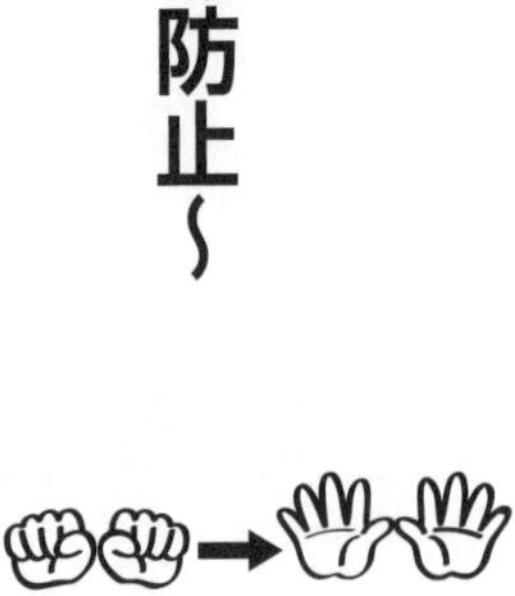

朝起きるとき、一気に立ち上がるとめまいやふらつきが起きることもあります。寝ているときの癖でずっと横を向いて寝ていたり、うつぶせになっていることもあると、血流が部分的に阻害されていたかもしれません。朝日の昇る朝6時ごろには副交感神経から交感神経が優位に切り替わっています。自律神経の切り替えや働きのために、ひと呼吸おいてから動くのがスムーズな起き方です。

脊髄からの運動神経が寝ているあいだは遮断されているので、すぐ立ち上がらず、まずは、寝床の中で手足をグーパーして動かす、背伸びをするなど、末梢の血流のめぐりを整えて起きるのがポイントです。グーパー運動は第３章で紹介しています。

カーテンを開ける

窓のそばで深呼吸&背伸び

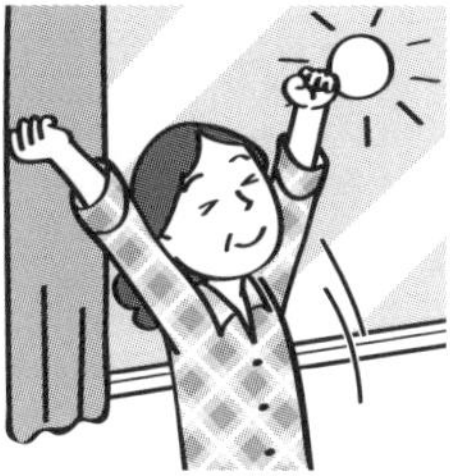

起きたら、カーテンを開けて朝日を感じましょう。窓を開け部屋の換気、そしてゆっくりと深呼吸。窓のそばで光を浴びながら、壁立ちや背伸びをしてください。光を浴びて脊髄を伸ばすと、体内リズムがリセットされて、自

律神経とメラトニンのバランスが整います。

自律神経は体温や血圧や内臓（腎臓・肝臓）の日内変動をバランスよく調節してくれます。メラトニンは入眠をコントロールしますが、この朝日でスイッチが入り、目覚めのホルモン・コルチゾールや日中をご機嫌で過ごせる幸せホルモン・セロトニンの時間調整をおこないます。


夜寝る前ではありませんが、朝起きての壁立ちをおこなうのもよいでしょう。骨を正しいポジション・重心線に戻して、背筋を伸ばすとドーパミンが出て清々しさや気持ちよさを感じるはずです。余談ですが、ドーパミンの量が減ると首にこわばりや、手足に震えが出ます。

朝はコップ一杯の水を意識的に飲むことを強く勧めます。寝ているあいだに200ccも体内の水分が蒸発するので、血液がドロドロになっているからです。

また水を飲むことでからだに目覚めを教えることにもなります。消化器を刺激し、体内時計の排泄時間を規則的に動かすことにつながりデトックス促進にもなります。

洗顔時

軽く膝を曲げて背筋を伸ばしてぎっくり腰防止

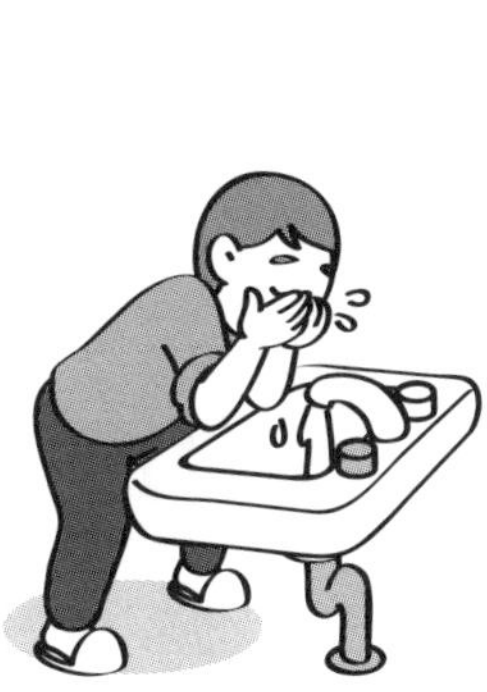

洗顔の時間は短い時間でも中腰のかがんだ姿勢から急に上体を起こすと、腰の筋肉が緊張し腰椎にストレスがかかるので、ぎっくり腰や腰痛の原因になります。毎日繰り返される腰へのストレスは、いつの間にかコップの水が

満杯からこぼれるように急に痛みに変わります。洗面台の高さにもよりますが、まず膝を曲げてからおしりを突き出し、背筋を伸ばした状態で、腹筋に力を入れて洗顔すると負担がかかりません。

家事
「台所仕事」

炊事しながら腹筋ドローインで30秒リセット

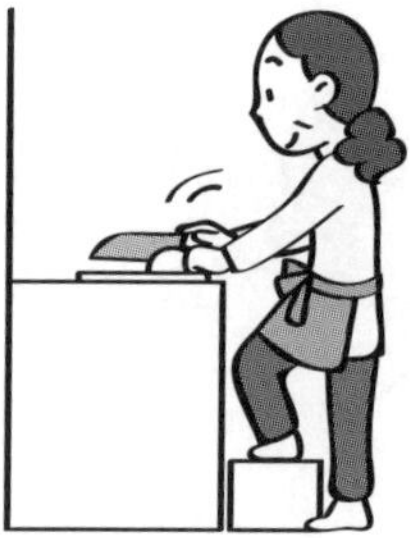

背中を丸めて料理や洗い物をしていませんか？　台所作業をしていると、無意識に筋肉を使わない、ラクなポーズをとる傾向があります。シンク台に太ももをつけたり、背中を曲げた猫背姿勢になりがちです。背中が曲がって

いると気がついたら、背筋を伸ばすためにも、お腹のドローインをおこなってみてください。

ドローインはお腹の丹田を意識してへこめることです。丹田はおへその指3本下にあり、腹筋の奥にある部分です。丹田にぐっと力を入れるとお腹の上部がへこむのがわかると思います。やりにくい人は、お腹からどんどん空気をなくしていき、お腹を薄くするイメージで息を長く吐いてみてください。

30秒～1分間、できれば調理の工程を1つ終えるごとにドローインをすると腹筋も鍛えられ、全身の血流改善にもなります。ドローインをしたあとは胸を引き上げてください。胸が引き上がると、心理的にもポジティブになります。

もしも作業中に腰の痛みが強くなったときには、次の動作をおこなってみてください。痛みが軽くなりますよ。

　壁立ちの状態から踵だけを壁から10〜15センチほど前に出し、膝をまっすぐにしたままで、腰の反りを壁に押し当ててみてください。背骨の緊張と痛みが取れます。

　うつむき姿勢で長時間作業をしていてしんどいときは、お風呂場から腰かけをもってきてください。作業しながら片方の足をその台の上に置くと、背筋の緊張が取れます。腰の反り（腰椎前弯）も少なくなるので、負担がかからずラクに作業をすることができます。

家事
「掃除」

掃除は背筋を伸ばして

床掃除をするモップや掃除機を持つと、床を見ながら物をどかすため、中腰の状態になりがちです。

中腰にならないためのポイントは、掃除機の柄に体重を預けながら掃除をすることです。

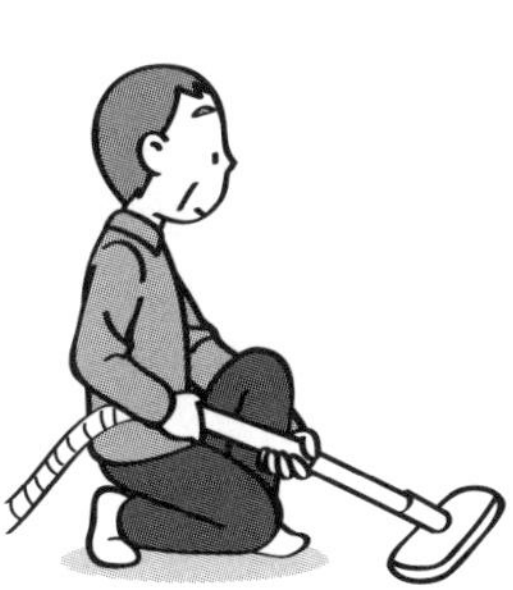

作業中に姿勢が崩れるのを防止するためにお腹のドローインを意識。その際お腹をへこますと呼吸が小さくなるので注意しましょう。呼吸が浅くなる

と、運動器の代謝や自律神経のバランスも低下するので、第3章の腹式鼻呼吸をおこないます。

家事
「洗濯」

洗濯もドローイン

洗濯は干しものがある場合、床に洗濯物を置くと中腰から急にからだを起こすことになるので、ぎっくり腰が心配です。高い椅子やテーブルなどに洗濯物を置いて、腰の筋肉に負担をかけずに、膝と背筋を伸ばし、お腹をドローインでへこませてお腹の腹圧を上げて作業します。余力があればですが、

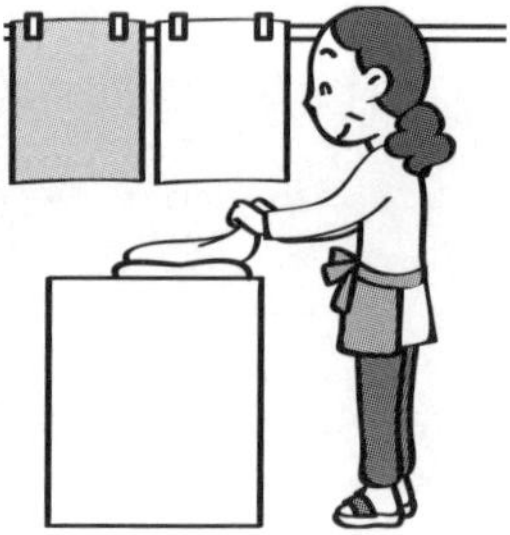

踵の上げ下げで骨トレをしながら干しましょう。

家事「アイロンがけ」
アイロンは背筋を伸ばして

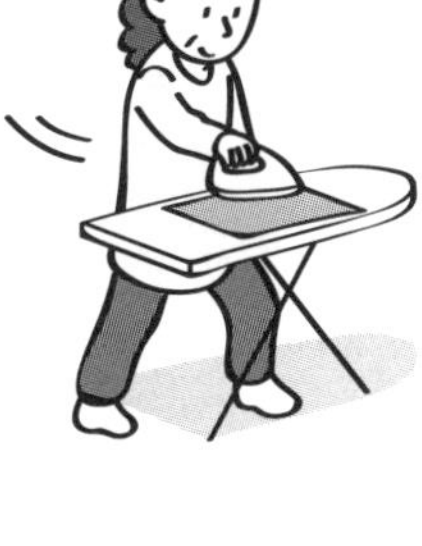

アイロンは床に座っておこなうよりも、できたらスタンド式で高さのある状態で作業するほうが腰に負担がかかりません。アイロンをかけるときも、片足を一歩前に出して、前後に体重を移動させながらおこないます。アイロンを持つひじを突っ張らないように、背筋を伸ばしておこないます。

長時間のアイロンがけがある場合でも、いったん20分くらいを目処で止めて、深呼吸や背伸びをして、からだを動かします。アイロンは意外と重労働なので、からだに負担をかけないように注意しておこなうのがポイントです。

家事
「お布団・重たい物の片づけ」

おしり突き出しスクワットで

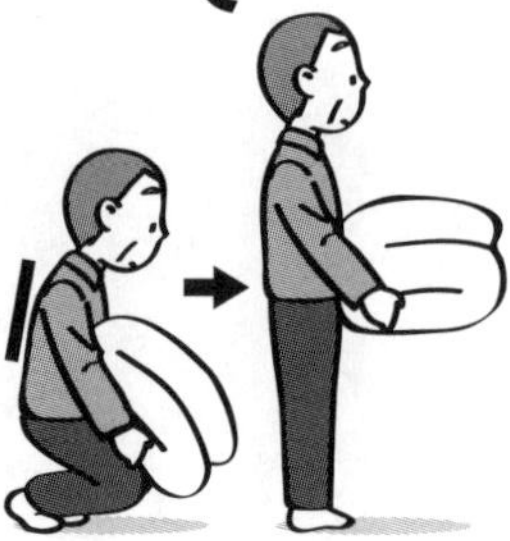

重たい物を持ち上げるときはおしりを突き出して、背筋を伸ばした状態で膝を軽く曲げて、腹筋に力を入れて持ち上げます。

これは、おしり突き出しスクワットの動作です。物を持ち上げるときは、おしり・背筋・膝を連動して動かすのがお勧めです。中腰の状態で手の力だけで荷物を持ち上げようとすると、腰や背中の筋肉が緊張しやすいので、背中を傷めるリスクがあります。腹筋にも力を入れましょう。

一般に、脊椎を支える背中の筋肉が落ちてくると、お腹が出た姿勢癖になります。そうすると、腰の反りが強まります。この腰の反りがもっとも腰痛を起こす原因となるのですが、あまり知られていません。反り腰は体重の2倍以上の負荷がかかるというデータもあります。

重い物を持ち上げてぎっくり腰になった人は、腰の反り（腰椎の前弯）に荷重による負荷がかかったことで激しい痛みになります。腰の反りともっとも関係するのが腹筋の筋力低下なので、ここでもドローインで腹圧を上げて片づけをおこなってください。

仕事
「立ち仕事中」

立ち上がりと立ち動作は身長を5センチ上に伸ばす感覚で

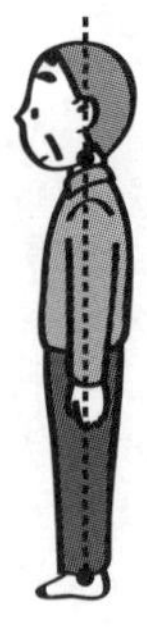

立ち上がるときも立っているときも、ポイントは腹筋。ドローインでお腹をへこませて、身長を上に伸ばすような感覚をもつことが大切です。身体測定のときに少しでも身長を高く測られるようにするイメージ。

頭の上から糸でつり下げられているように背を高く伸ばす感じで立つと、腰や胸、首の骨が伸びるような感覚がありますね。おへそを縦に伸ばすようにすると骨盤も自然に立ち上がります。

立ち上がるときは、足底の中央・土踏まずのところに体重を置き、腹筋に力を入れて立ち上がります。手の力や足の力ではなく、腹筋で立ち上がることが大切です。

仕事
「座り仕事中」

デスクワークは環境が肝心

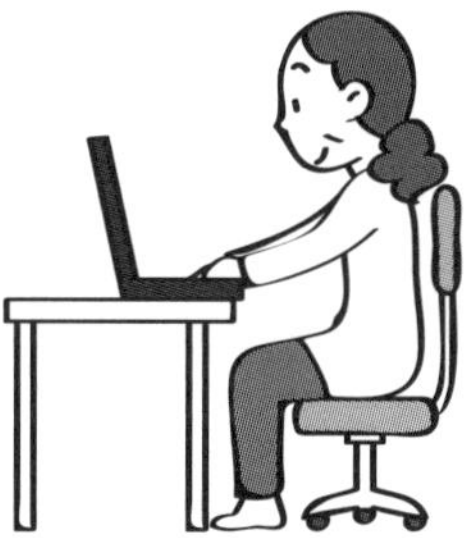

デスクワークで不良姿勢になる要因は環境設定が大部分を占めています。深く腰掛けて坐骨が座面に接している状態で、膝は90度に曲げて床に足をぴったりとつけます。背もたれとの間にクッションを置き、骨盤を立てます。これだけでも、猫背や頭が前のめりにもならないですみます。

キーボードは胸の位置になるよう高さをかさ上げします。パソコンの画面は目線の10センチ下で目線はまっすぐです。

こうした環境設定をおこなうだけでも、猫背になる癖はなくなります。長時間の作業継続時には、とくに意識して30分に1回、背伸びをしたり、歩いたり筋肉が固まらないように動かしましょう。

猫背癖が出たと思ったら、肩を回して鎖骨を広げる。

頭が前に落ちていると思ったら、頭をのけぞらせて天井を向き、首の位置を5センチ後ろにします。

家事・仕事
「ショッピング中」

荷物を持つ腕の位置を決める

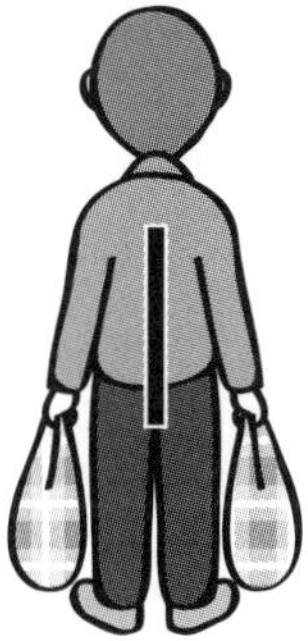

重たい荷物を持つと、からだは自然と荷物の重みに引っ張られるように前のめりになります。重い荷物を腕だけで持とうとすると、お腹だけが出るスウェイバック姿勢になります。

癖は「一時的なものだから」と姿勢を無視すると増幅・定着になりかねません。まず、荷物はからだから離さずに持ちます。肩を回して少し後ろに落とした肩の位置が正しい腕の位置です。肩甲骨を寄せて肩を下げたその位置で買い物の荷物を持ちます。荷物は片手ではなくできるだけ両手で持ち、バランスをとります。腹筋に力を入れて背筋と膝を伸ばして歩きます。

荷物は手で持つのではなく体幹で支えるのです。腹筋に力を入れて骨盤で重みを逃す姿勢です。あまりにも重い荷物はからだがねじれたり、歪みが出る可能性があるので、キャリーバッグなどを活用しましょう。

移動
「車」

おしりとシートを密着させた運転姿勢

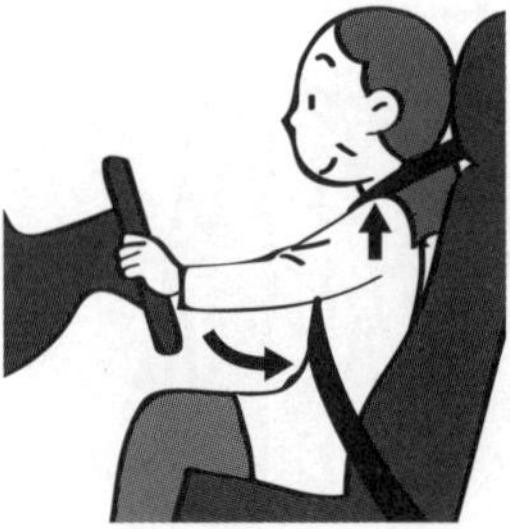

車の運転も姿勢で疲労度が変わります。運転すると腰が痛くなるのは、シートと背中が離れてしまう癖がある可能性が高いです。浅く座ると前かがみになるので腰に負担をかけてしまいます。また、背中を丸めて、顔が前に出る姿勢癖もなりやすいです。首や肩の血行も悪くなると脳の酸素不足で反射神経や判断ミスが起こり危険です。

正しい運転姿勢は、シートに深く腰掛けて、おしりとシートの間に隙間をつくらないように座ります。腕に負担がかからないように、ハンドルを握る手は上げすぎず、ひじを軽く曲げて、8時20分あたりにしてください。

移動
「電車など交通機関」

乗車姿勢にもドローイン

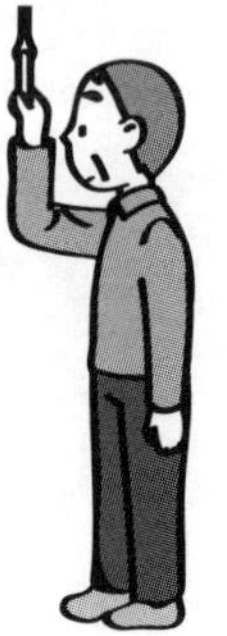

電車に乗ると立っていても座っていても気を抜いて姿勢を気にしなくなりがちですね。

揺れる電車の中で、足の位置を決めてその場所から移動しないようにバランスを保ちます。

背筋を伸ばし、膝と股関節をわずかに曲げます。ふらつかないように足底でバランスを取りながら、おへその下3センチのところにある丹田周りの腹横筋というインナーマッスルに力が入ると電車に揺られながらの筋トレになります。手すりを持たずにおこなえば、足の筋肉で上半身の重量を受けながらのトレーニングも兼ねます。

移動
「ウォーキング」

歩くときは目線を屋根に

歩くときについ気を抜くと円背になってしまいがちです。円背の癖をやめるのに最適なコツが２つあります。

１つは、歩いているときに胸を上向きに上げることです。すると、お腹も

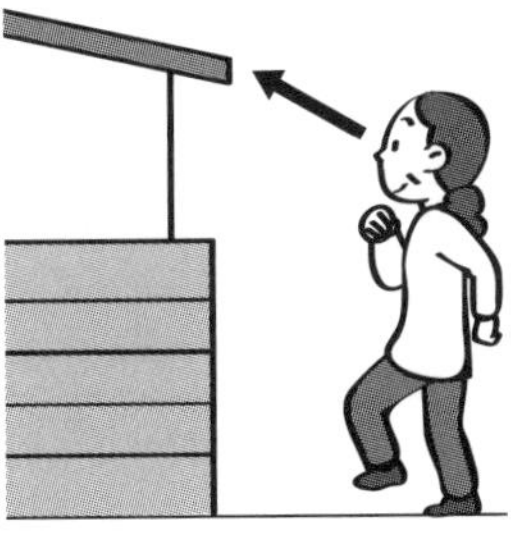

上に伸び、自然と胸も引き上がり背筋が伸びます。
もう1つは、胸を開くことです。胸を開くときは肩の位置がポイントです。肩を上に上げてそのままゆっくりとからだの真横より背側になるよう腕を下ろすことです。目線は下げないでください。建物の屋根を見るくらいで歩きます。

移動
「階段の上り下り」

膝・腰を傷めない昇降のコツ

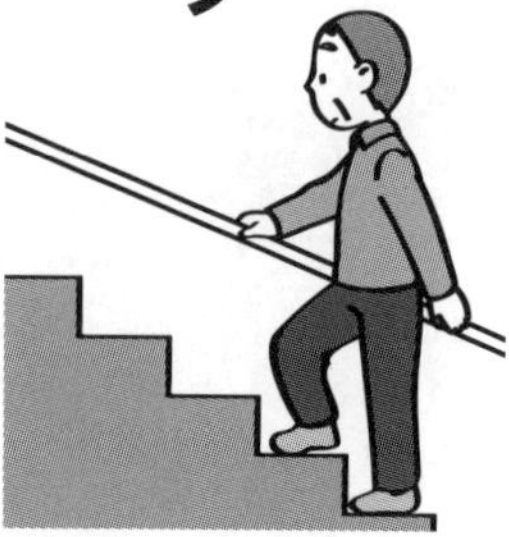

階段を歩くときは後ろ脚の膝を曲げる癖のある人は意外と多いです。

膝を曲げると重心が下がり、からだがぐんと重く感じます。

実際、階段を上ると膝には体重の3倍の重さがかかります。負担をかけないようにしようと思ったら、足の筋肉だけでなくおしりの筋肉を動かす必要があります。

階段を上るときは、階段の面に足裏全体を乗せます。背筋を伸ばして、目線を下げずに上がります。腰や背中は一切曲がりません。足元は、伏し目で確認していきます。

一段上がるたびに足ではなくおしりや骨盤を使いましょう。後ろ足の膝裏は伸ばすのがポイントです。安全のために手すりを軽く持ちながら上がってください。

階段を下りるときも同様の背筋を伸ばした姿勢で、膝とつま先が同じ方向を向くようにまっすぐに出していきます。足裏全体が下の段に完全に接地してから、次の足を出します。

住まう
「ソファに座って」

テレビを見ながら、お腹を引き上げ、リラックス

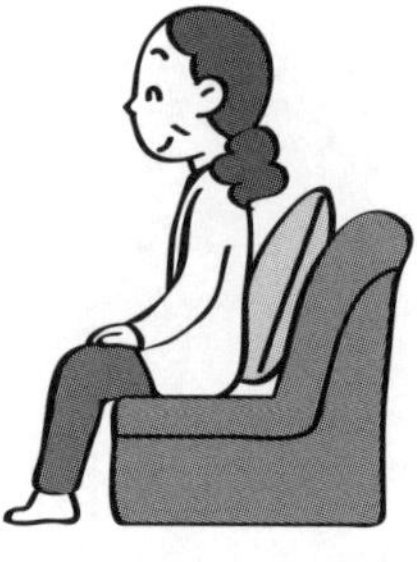

リビングではソファに身を預けたくなりますよね。それは、骨盤が後ろに倒れたラクな姿勢になります。しかし、そのソファでのリラックス姿勢も腰痛の原因になる癖だなんて聞くとびっくりしますね。

ソファに座るときも、骨盤を立てて背筋を伸ばします。背もたれに深く座

り、腰をつけます。背中までつけると骨盤が後傾し、かえってからだの背面が緊張するので、背中にはクッションを入れて腰部を支持してもよいと思います。

住まう
「食事中」

椅子に座って食事は、骨盤を立てる

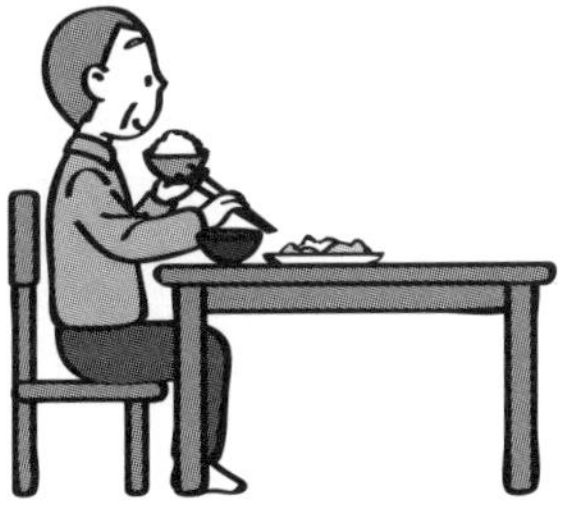

食事を食べるとき、つい夢中になって背中を丸める癖がついているかもしれません。

気をつけてください。円背で食事をすると、胃の上部が圧迫されて消化に時間がかかります。

食事をするときは椅子の座面の半分くらいに腰かけ、骨盤をまっすぐに立てます。骨盤の立て方はお腹を引き上げて背を上に伸ばすイメージです。その状態から骨盤の位置を確認ください。上半身を前傾後傾させてみます。座っている姿勢がいちばんラクで自然な位置は骨盤が立っている状態。

骨盤が立つとお腹が引き上がるので、胃も内臓も圧迫されません。おしりから頭までまっすぐ伸ばすイメージです。耳の下側にある胸鎖乳突筋という筋肉を立てるようにすると、首の上に頭が乗り、背筋が伸びます。

住まう
「入浴中」

入浴時も前傾姿勢にならないで

　湯舟に浸かっているときも、シャワーを浴びているときも、前傾姿勢で頭が前に落ちてしまうと背中が丸くなります。

　お風呂は全身お湯で温めると血行がよくなって全身マッサージぐらいの効果があります。そのときに背中や腰が丸まっていると、血行の良い部分や悪い部分が出てきてしまいます。お風呂に入っているのにお腹だけ冷たいという経験はありませんか？　腰や背中が丸まっているため、お腹の筋肉が緊張して、血流が阻害されてしまうのです。湯舟の中で、半身浴で読書なんてリ

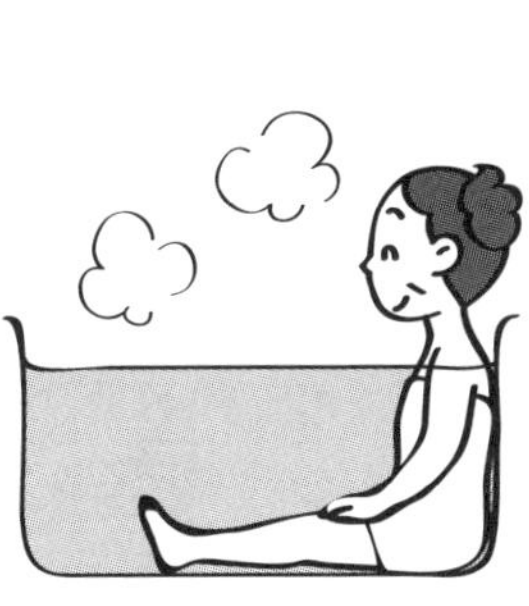

ラックスできてよさそうですが、背中が曲がった姿勢癖があると、残念です。バスタブに背中をつけて背筋をまっすぐに伸ばすと首まで血流がよくなるので、じつはからだの芯からリラックスできることになります。

住まう「就寝」

寝る姿勢はタオル補正で

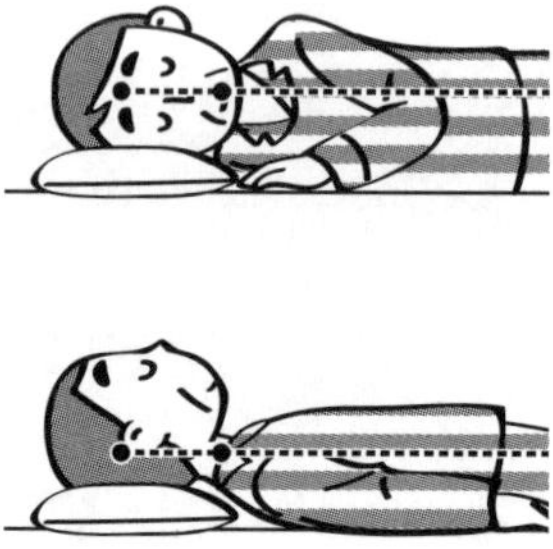

寝ているあいだも重力はかかっているので、腰が痛くなり、負担がかからないように横に向いて寝る方も多いと思います。横に向いて寝ると、一方向に重みがかかるので、骨や筋肉にねじれや歪みが出やすく、お勧めできませ

ん。就寝中も腰が痛い、朝起きると腰が重だるい人は案外多いものです。

寝る姿勢は仰向けです。バスタオルを丸めて円筒にしたものを膝下に入れると、腰の反りの負担が少なくなって、腰部への負荷が軽くなります。背中の痛みが強い場合は、首の下を支える枕か、タオルを丸めて首下に入れます。首が浮かないと腰の反りの負担も取れます。

寝返りを打てるように長めの補正枕にするのが正しいやり方です。寝返りを打つことで、骨格や筋肉を本来あるべき位置に修正しています。からだの歪みや痛みは寝姿勢にも影響するので補正がポイントになります。

簡単に略図化すると姿勢崩れの原因は、次の図のようになります。

積極的に家事や散歩などを無理のない範囲で継続するだけで、骨量を減ら

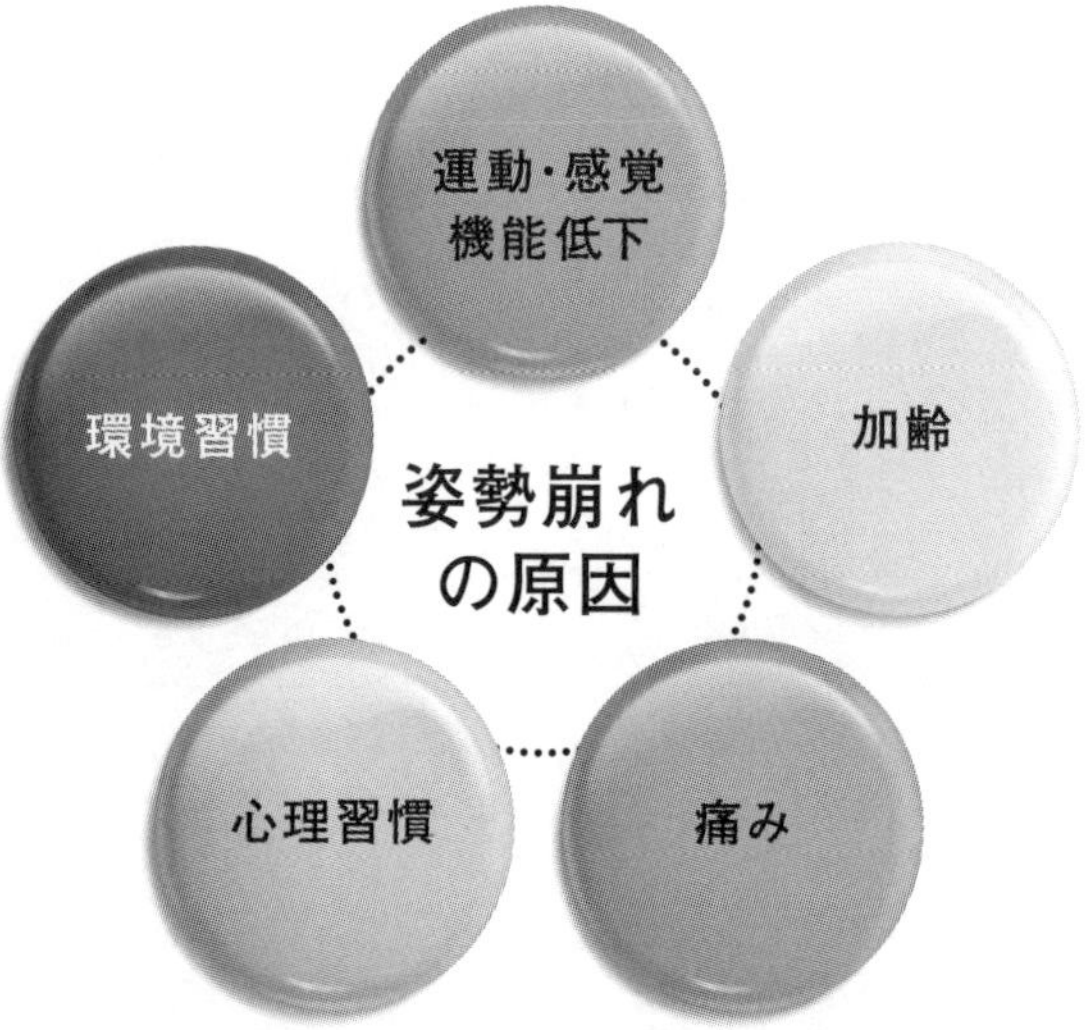

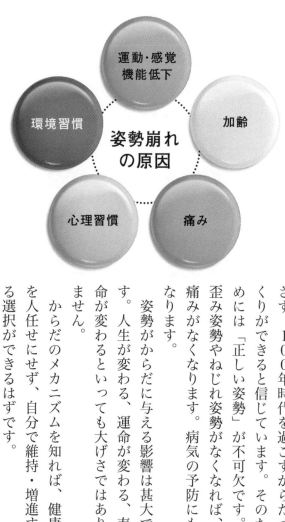

さず、100年時代を過ごすからだづくりができると信じています。そのためには「正しい姿勢」が不可欠です。歪み姿勢やねじれ姿勢がなくなれば、痛みがなくなります。病気の予防にもなります。

姿勢がからだに与える影響は甚大です。人生が変わる、運命が変わる、寿命が変わるといってても大げさではありません。

からだのメカニズムを知れば、健康を人任せにせず、自分で維持・増進する選択ができるはずです。

「死なない」
「病まない」
「老けない」

これから先の時代のキーワードは、この3つです。「死なない」から寿命が延びる。寿命が延びても「病気にはならず」いつまでも社会性をもって輝くためには「老けられない」。

日常動作に無理があるから痛むからだになってしまったのです。人体は車のようにパーツをおいそれとは変えられません。私たちと生涯付き合ってくれるのが、今のこのからだです。

正しい姿勢ができれば、歩き方も動き方も変わり、痛みが出なくなります。

毎日の動作が体力をつけ、健康を増進する運動に代わります。

正しい動作を身につける入り口が、正しい姿勢です。一生いきいきと歩いて過ごすためにも、壁立ちというシンプルで強力な武器を手に入れてください。

おわりに

ここまでお読みいただき、ありがとうございました。
書店に並ぶ健康書は何万部ものベストセラーになっているのに、医療費も小国の国家予算並みに予算が取られているのに、どうして病気は減らないのでしょうか？

「さまざまな健康法を試しても一向によくならない」
「骨の変形が進んでしまって、もう治らない」
「もう病院での治療はあきらめている」

この本は、こうした不安や不満がある人に「どうしたらよくなるのか」を伝えたくて、執筆しました。その方法は、壁立ちです。整形外科の現場で患者さんに接しながら、発見した自己回復力を発揮するための「原理・原則」です。姿勢さえよければ、健康寿命を延伸できる。しかし、誰でもできる姿勢の改善は簡単にはいかなかったようです。これまでは姿勢の重要性を学ぶ機会がなかったり、正しい姿勢をつくる方法がいささか難しかったのではないでしょうか？　あるいは、姿勢よりも運動や筋力トレーニングといったもののほうがわかりやすく取り組みやすかったのかもしれません。

健康に興味・関心をもつ人でも姿勢は見逃されがちでした。姿勢をよくすることで、ホルモンが活性化し、信じられないような健康効果があるのに、見た目しか変わらないものだというイメージがあります。姿勢は「見た目の課題」ではなく、「健康長寿の武器」になります。

こんな簡単なことで加齢に負けず、脳の神経がよくなり自律神経や運動神経を保持していつまでも歩け、胃腸の消化吸収もよく、おいしく食べ物を楽しめ、外科的な疾患だけではなく内科的な疾患も患わず、バイタリティを保ち、若々しく楽しく活気ある毎日が送れるのです。

不思議なくらい、人間にとって健康の基盤は姿勢です。

実際、椎間板ヘルニアや毎日30分以上こむら返りで苦しんでいた私自身も、分離すべり症や変形性膝関節症や脊柱管狭窄症といったたくさんの疾患を抱えていた患者さんたちも、この方法で、健康寿命と平均寿命のギャップになる12年を、「介護されずに」もっと人生楽しめる。そんな手ごたえを感じています。

介護が必要とされる12年をパートナーと年1回海外旅行に行く12年に変えれば、あと12か国行けます。仲間とともに、春と秋の年2回、国内名湯ツアーに行く12年なら、24か所行けます。幼稚園に通っているお孫さんの成人式の準備を家族で一緒に考えることもできます。

できない（Can't）ができる（Can）になる。今日の手ごたえが未来の可能性と価値（Can）に変わります！　それが壁に立つというワンアクションで手に入ります。人生１００年時代を生きていく皆さんは、ぜひその選択をしてください。

なぜなら、健康は個人の問題のみならず、家族や社会、国や時代にも影響を与えるからです。

後期高齢者になっても老け込まず元気に笑顔でいる生き方は今般あまり聞

かれなくなってしまった「円熟」であり、ファミリーの誇りとしてレガシーや矜持となって大切な人の心にずっと住むものだと、わたしは思っています。

世界を変えたいなら、自国を変える。
自国を変えたいなら、地域を変える。
地域を変えたいなら、家族を変える。
家族を変えたいなら、自分が変わる。

後期高齢者とされる20人の患者さんたちは、「(年齢を超えた) 歩ける姿を見せるステージ」を家族に、社会に対して遺し、貢献したいとウォーキングショーでさらなるステージアップをめざしています。

一人ひとりの後期高齢者の患者さんたちが、家族、友人、仲間に与える影響は大きいでしょう。それは樹形図のように無限に広がっていくものかもしれません。

壁立ちは、後期高齢者が一面においては社会的な弱者と見られる環境に投じる一石となるのではないかと思っています。

健康寿命の先にある社会寿命の延伸のステージを見ることで、変わる思いがあるはずです。

まずは、生涯歩ける人生を選択し、社会に影響を与える存在になるために、立ち上がってください。あなたの生き方は、ファミリーのレガシーとなり、その後の未来にも無形の樹形図となり、ずっと人を励ましていける――その生き方は不老不死です。人類にとって偉大な価値だと、わたしはそう思っています。

壁立ちから大いなる価値を見つけてください。

We are limited, but we can push back the borders of our limitations.

山本江示子

２０１８年12月

監修者のことば

わたしは日々の日常診療をしているなかで、骨折を起こした患者さんを治療しています。

骨折で失われるものは非常に多く、それは患者さんの人生や生活に大きな影を落とすことになります。

骨が折れるのは転倒のせいばかりではなく、骨粗しょう症といった骨がもろくなる病気が隠れていることが多々あります。

知らないあいだに骨折が進んで、背中や腰が曲がり日常生活に支障をきたすこともある怖い病気です。

骨粗しょう症の治療をしても骨量変化はなかなか目に見えにくく、たとえば、治療をしなければ1年間に5％骨量が減少するところを治療により2％に踏みとどませられれば、骨折しやすくなる状態にブレーキがかけられます。

そのための運動療法の一環として、「壁立ち」は有効でした。

1・痛くてもできる
2・病状が改善する
3・ＱＯＬが向上する

一度つぶれてしまった背骨はそのままでは元に戻りません。

しかし、骨粗しょう症の患者さんたちが数値やＱＯＬで「有効性を実証」してくれ、その結果はこの本にデータで示したようなすばらしいものでした。

正直、思っていた以上の効果で次の骨折を防ぐ手立てになると手ごたえを感じています。

もうこれ以上よくならないのではないのかと悩んでおられる方にも、これから先が心配だと不安に思っている方にも、この本での「姿勢を壁でつくるメソッド」で悩みを解消され自分に自信がもてるようになっていただきたいものです。

人生100年時代、長く自分の足で歩くためにも、いきいきと輝いて生きていけるためにも。

山本慎吾

医学博士
医療法人社団蒼樹会　山本整形外科　理事長

[参考文献]

Do they really exist?.J Phys.Fit.Sport Med.,1 (1) 51-8,2012
Manabe Y, Miyatake S,Takagi M..Miokines:

JAMA Intern Med. 2015 Jun;175 (6) :959-67. doi: 10.1001/jamainternmed.2015.0533.

Leisure time physical activity and mortality: a detailed pooled analysis of the dose-response relationship.

Arem H1, Moore SC1, Patel A2, Hartge P1, Berrington de Gonzalez A1, Visvanathan K3, Campbell PT2, Freedman M1, Weiderpass E4, Adami HO5, Linet MS1, Lee IM6, Matthews CE1.

Biochemical Pharmacology

Volume 132, 15 May 2017, Pages 1-8

Osteocalcin and its endocrine functions

Author links open overlay panelAkikoMizokamiabTomoyoKawakubo-YasukochicMasatoHiratаa

Developmental Cell:Osteoblast production by reserved progenitor cells in zebrafish bone regeneration and maintenance

Kazunori Ando, Eri Shibata, Stefan Hans, Michael Brand, Atsushi Kawakami

[著者]

山本江示子

やまもと・えみこ

壁立ちアンチエイジングレッスン・医療ダンストレーナー
美容皮膚科ソフトメディ運営　ソフトメディ株式会社代表取締役
医療法人社団蒼樹会山本整形外科理事

15年前からアンチエイジングに特化した美容皮膚科の運営をおこない、5万人を超えるアンチエイジング治療をプロモーションする。そのなかで、見た目だけのアンチエイジングでは不十分との結論に至り、歯科、遺伝子、内分泌、自律神経、デトックス、姿勢分野からのアンチエイジングを統合的に研究提案。患者中心の医療での疾病予防や老化予防への取り組み提案で、皮膚粗しょう症と骨粗しょう症のワークショップをおこなう。姿勢、からだの筋力やバランス能力の変化と変形性関節症など運動器の病気の相関の研究をおこなうなかで、有効性の実証をおこなっている。その有効性の実証をおこなうなか、疾病を抱えた高齢患者さんたちとともにより明るく楽しく若く生きるメソッドとして「医療ダンス」を考案、実施し、その普及に努めている。

その他：(社) 日本オーソモレキュラソー医学会／(社) 国際先進医療統合学会員／米国アンチエイジング医学会 (A4M) 所属／(財) 内面美容医療財団公認プロフェッショナルインストラクター／臨床ゲノム医療学会キャスト／(社) 日本プラセンタ研究会ビューティーヘルスコンサイエ／日本ファンクショナルダイエット協会インストラクター／毛髪診断士／医療リジュベネーション/Rexシステム インストラクター

[監修者]

山本慎吾

やまもと・しんご

医療法人社団蒼樹会山本整形外科理事長・院長

1957年京都市生まれ。1983年京都大学医学部卒業後、整形外科に入局。1994年同大学大学院医学研究科博士課程修了、医学博士。専門はリウマチ分野研究。1996年より、整形外科、リウマチ科、リハビリテーション科、内科、皮膚科、美容皮膚科を標榜する医療法人社団蒼樹会理事長就任。日本整形外科学会、日本リウマチ学会、日本皮膚科学会、日本美容皮膚科学会、日本抗加齢医学会、日本胎盤臨床医学会、日本オーソモレキュラソー医学会・(社) 国際先進医療統合学会員・米国アンチエイジング医学会 (A4M)、JAAS日本アンチエイジング外科学会所属。

アチーブメント出版
[twitter] @achibook
[Instagram] achievementpublishing
[facebook] http://www.facebook.com/achibook

寝る前1分の壁立ちで一生歩ける!

2018年（平成30年）12月25日　第1刷発行
2019年（平成31年） 2 月15日　第3刷発行

著者	山本江示子
監修者	山本慎吾
発行者	塚本晴久
発行所	アチーブメント出版株式会社 〒141-0031 東京都品川区西五反田2-19-2 荒久ビル4F TEL 03-5719-5503／FAX 03-5719-5513 http://www.achibook.co.jp
装丁	轡田昭彦
本文デザイン	華本達哉（aozora.tv）
イラスト	株式会社CANVAS、熊アート、小林弥生
写真	関根孝
ヘアメイク	松本早苗
モデル	山本茉奈
印刷・製本	株式会社光邦

ISBN 978-4-86643-038-6